新手父母枕边书·儿童常见病家庭护理手册

丛书总主编 张晓波 王艺　丛书副主编 顾莺

这样做科学！儿童常见外科疾病术后家庭护理手册

主编　万嫣敏　张艳红　任平

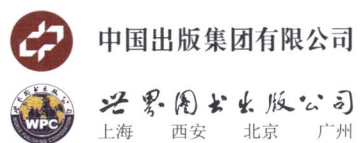

中国出版集团有限公司

世界图书出版公司
上海　西安　北京　广州

图书在版编目(CIP)数据

这样做科学！儿童常见外科疾病术后家庭护理手册 / 万嫣敏, 张艳红, 任平主编. -- 上海：上海世界图书出版公司, 2024.9. -- ISBN 978-7-5232-1357-5

Ⅰ. R473.6-62

中国国家版本馆CIP数据核字第20244DR234号

书　　名	这样做科学！儿童常见外科疾病术后家庭护理手册	
	ZheYang Zuo KeXue! ErTong ChangJian WaiKe JiBing ShuHou JiaTing HuLi ShouCe	
主　　编	万嫣敏　张艳红　任　平	
出 版 人	唐丽芳	
策　　划	沈蔚颖	
责任编辑	芮晴舟	
插　　画	陈可薇　倪云枫　郁紫丹	
装帧设计	南京展望文化发展有限公司	
出版发行	上海世界图书出版公司	
地　　址	上海市广中路88号9-10楼	
邮　　编	200083	
网　　址	http://www.wpcsh.com	
经　　销	新华书店	
印　　刷	杭州锦鸿数码印刷有限公司	
开　　本	889 mm× 1192 mm　1/32	
印　　张	5.25	
字　　数	100千字	
版　　次	2024年9月第1版　　2024年9月第1次印刷	
书　　号	ISBN 978-7-5232-1357-5 / R·740	
定　　价	58.00元	

版权所有　翻印必究
如发现印装质量问题，请与印刷厂联系
（质检科电话：0571-88855633）

丛书编写委员会

丛书总主编

张晓波　王　艺

丛书副主编

顾　莺

丛书编委（按姓氏拼音排序）

陈伟明	范　咏	傅唯佳	缑兆阳	顾　莺	郭　俊
黄雨滟	季　托	姜军妹	蒋文怡	康琼芳	孔梅婧
乐　倩	李智平	凌　芳	刘　芳	刘培培	咸少丹
祁媛媛	任　平	沈伟杰	施　燕	万嫣敏	王文超
王颖雯	吴　颖	徐　虹	徐晓凤	杨玉霞	余卓文
张明智	张晓波	张艳红	张燕红	张玉蓉	郑继翠
周晶晶	周壹文	朱孟欣			

本册编写者名单

主　编

万嫣敏　张艳红　任　平

副主编

吴　颖　范　咏　康琼芳

参编人员（按姓氏拼音排序）

范　咏　郭　俊　季　托　蒋文怡　康琼芳

刘培培　任　平　施　燕　万嫣敏　汪佳伟

吴　颖　张艳红　周晶晶

总 序

儿童是祖国的希望和未来,他们的身心健康直接关系到民族和国家的发展。儿科是医疗学科的一个重要分支,是专科性较强的独立学科,并不是成人的缩小版,它有自己的特色。《"健康中国2030"规划纲要》中特别强调普及健康生活和加强健康教育的重要性,全民科普时代已然来临,提供优质的医疗服务和加强健康教育是每一位医护人员的职责。孩子生病就医过程中的照护团队包括了非常多的角色,重要的三大角色包括医生、护士以及父母,每个角色都需要竭尽全力,同时又充分地相互配合,才能得到一个较好的结局。父母是责无旁贷地一直守护在孩子身边的角色,他们精细化的照护能力关系到孩子的短期结局和长期预后。

参与本丛书编写的均是临床一线的医护人员,他们在竭尽全力救治、照护患儿的过程中,体会到为患儿家庭、父母及照护者普及医学知识的重要性与迫切性。因此，在繁忙的工作之余，仍以极大的热情致力于将生涩的医学知识转化为图文并茂的科普读本，旨在为父母解答居家养育孩子或住院照护患儿的过程中可能遇到的问题，切实帮助他们科学地应对各种问题，提高其照护水平。

"新手父母枕边书·儿童常见病家庭护理手册"丛书，囊括了儿童常见呼吸、消化系统疾病家庭护理、儿童意外伤害的预防与紧急处理、儿童常见外科疾病术后家庭护理以及医疗检查和规范用药常识，分享了国内外最新的经验和方法，充分明晰地进行了阐述，易懂易记，实用性强，是一套实用的、助力提升父母照护能力的科普读本。我相信阅读此套丛书对于广大家长将会大有裨益。

国家儿童医学中心　复旦大学附属儿科医院
2024年7月

前言

爸爸妈妈刚刚品尝了初为人父母的喜悦，就要面临育儿路上的重重疑问，孩子哭了是不是哪里疼了？孩子的头好像比别的孩子大怎么办？孩子的蛋蛋怎么没有呢？什么时候孩子可以选择保守治疗？什么时候孩子必须手术干预？如果需要手术，孩子会不会害怕？孩子手术后应该怎么照护呢？

本书主要聚焦小儿外科疾病相关病症的照护，如教会爸爸妈妈们怎样早期识别急性阑尾炎及术后的居家照护技巧；如何早期识别脑积水，如何保护孩子避免发生颅脑外伤；回答最常见的困扰爸妈的问题——孩子是否需要割包皮；如何早期识别阴囊急症以及抓住"黄金6小时"。也将带爸爸妈妈们了解神秘的手术室，讲讲神秘的"绿衣人"，让爸爸妈妈们不再惧怕。

本书基于大量的证据以及临床护理经验，针对爸爸妈妈们常见的居家照护问题展开介绍，目的是教会大家掌握如何早期识别孩子的病症,选择正确的治疗方法,以及掌握正确的术后以及居家护理方法,解答爸爸妈妈们的疑虑,让更多的家庭从容应对孩子成长路上的种种问题。

本书在编写形式上秉承简洁、实用的原则,力求文字精练并通俗易懂,且配以相关的插画,同时提供了实用的工具,尽可能在爸爸妈妈们遇到居家问题时能够快速、便捷地查询到科学的应对方法。

复旦大学附属儿科医院每年完成25 000 ~ 30 000例手术,医护团队在围手术期照护方面积累了大量的经验,也致力于以多种形式开展科普教育。编写团队在繁忙的临床工作之余撰写稿件,期待能和爸爸妈妈们一起为孩子的健康而努力。

2024年7月

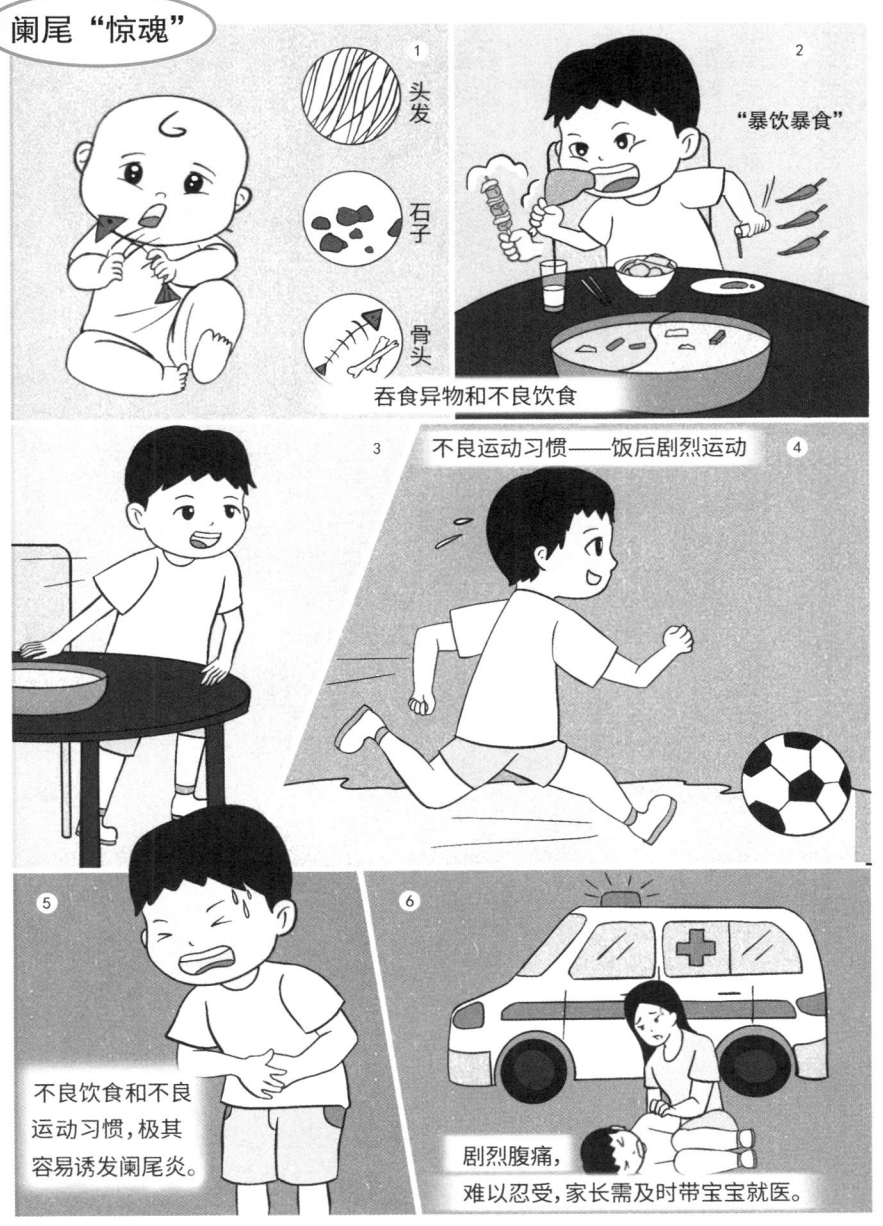

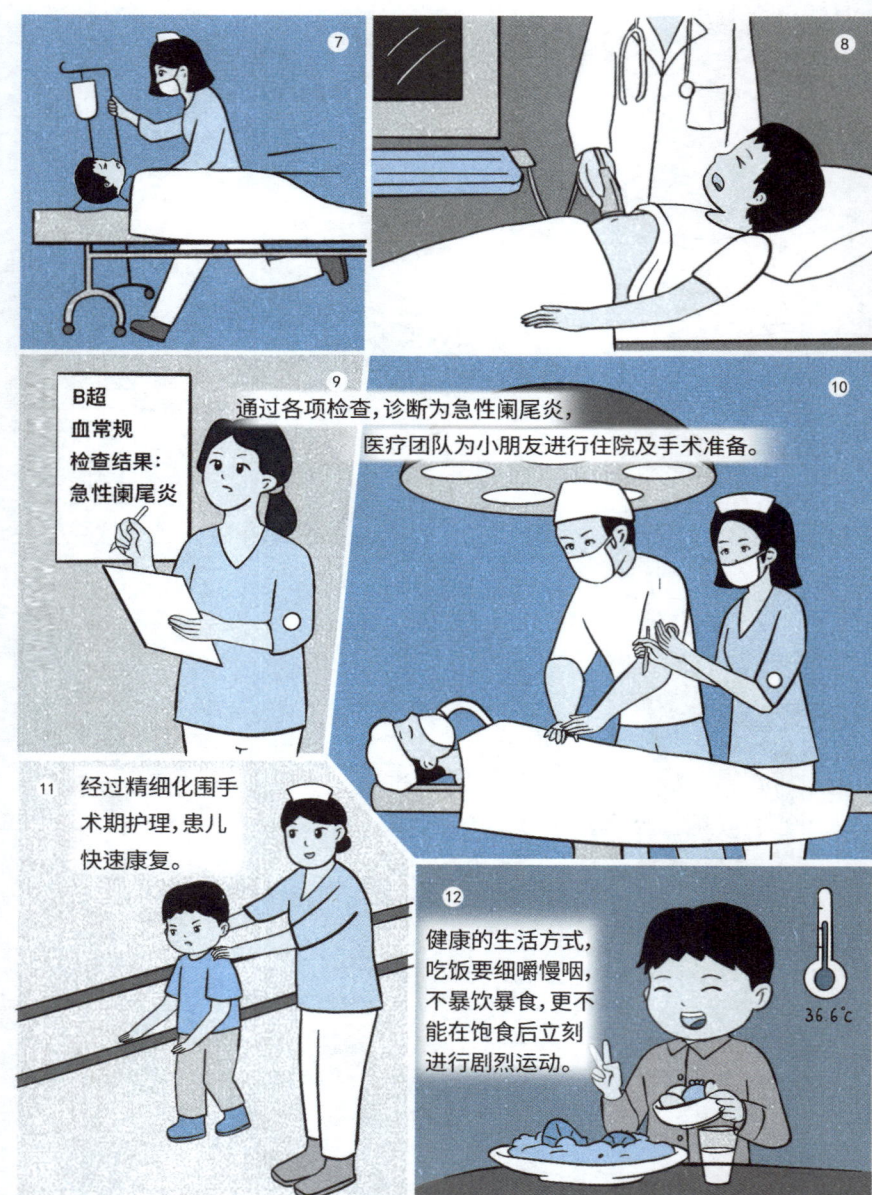

目录

第一章 普外科

第一节 阑尾历险记 …………………………………… 3

第二节 呵护"小金人"
　　　　——葛西术后的小心肝 …………………………… 11

第三节 便便去哪了
　　　　——气鼓鼓的肠道，非同寻"肠" ………… 23

第四节 来者不"疝"的腹股沟小气包
　　　　——腹股沟斜疝 …………………………… 36

第二章 神经外科

第一节 现实中的"大头儿子"
　　　　——脑积水 …………………………………… 47

第二节　警惕！儿童也有脑肿瘤 ············· 60

第三节　孩子脑袋里的袅袅炊烟

　　　　——烟雾病 ························· 68

第四节　谨防颅脑外伤，妈妈应该"长点儿心" ······ 76

第三章　泌尿系统常见疾病的护理

第一节　包皮那些事儿 ························· 85

第二节　消失的蛋蛋

　　　　——不可忽视的"隐睾" ··············· 92

第三节　儿童阴囊红肿需谨慎

　　　　——浅谈"阴囊急症" ················· 99

第四节　迷路的尿道开口

　　　　——不能迷糊的爸爸妈妈 ·············· 106

第四章　神秘的手术室

第一节　手术室里那些绿衣人

　　　　——"熟悉的陌生人" ················ 119

第二节　术前那点事

　　　　——术前准备 ························ 125

第三节 手术室为什么这么"冷" ………………… 132
第四节 奇妙的手术之旅 ………………………… 139
第五节 "躺平"？
　　　　——术后要点 ………………………… 145

附　录 ……………………………………………… 153

第一章

普外科

儿童的生长发育处于不断变化的过程中，他们的生理、心理等各方面均与成人不同，疾病的发生发展也具备一定的特殊性。随着现代医学模式的转变，儿科护理已经由单纯的疾病护理延伸到以儿童及其家庭为中心的身心整体护理，因此，儿科护理要达到保障和促进小儿健康的目的，必须将科学知识普及到每个家庭。本章选取在小儿生长发育过程中常见的外科疾病，如腹股沟斜疝、急性阑尾炎、便秘，以及发生在小部分孩子身上容易危及生命的疾病，如胆道闭锁，以生动形象的方式分别讲解这几种外科疾病的诊断、临床表现、病情观察、围术期护理、并发症处理、出院及居家护理观察等，旨在帮助妈妈们全方位正确认识疾病，科学提高疾病的护理能力和应对技巧，增强战胜疾病的信心，帮助孩子快速康复。

第一节 阑尾历险记

8岁的小凡狼吞虎咽地吃了一顿辣火锅,又和小伙伴汗流浃背地打了一下午球。傍晚回到家就开始闹肚子疼,一量体温38.5℃,这可吓坏了爸爸妈妈,赶忙打120呼叫救护车,将小凡送到复旦大学附属儿科医院。接诊的小布医生仔细检查了小凡的腹部并为他开了化验单,最后诊断为急性阑尾炎,医疗团队火速为小凡进行了手术。

术后在医生和护士的照顾下,小凡恢复得非常顺利,并照着护士指导的"下床三步曲"认真完成早期下床活动。从慢慢地散步到一周后的活蹦乱跳,小凡彻底康复了。

那么,原本活蹦乱跳的小凡到底为什么会突然得阑尾炎呢?让我们一起认识下阑尾,它为什么会发炎?

一、发生阑尾炎的原因

1. 阑尾管腔阻塞

(1)阑尾的管腔细窄,开口狭小,远端封闭呈盲端，壁内有丰富的淋巴组织，再加上阑尾系膜短，使阑尾弯曲成弧形，这些都导致阑尾管腔非常容易阻塞（图1-1）。

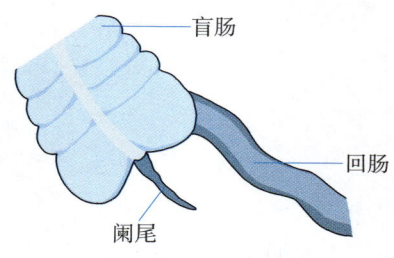

图1-1　阑尾的解剖位置

（2）当一些食物的残渣、粪石等残留在阑尾的管腔内出不来时，会引发阑尾管腔的阻塞。

2. 胃肠道疾病影响

急性肠炎可以蔓延至阑尾引起阑尾壁的肌肉痉挛，发生血供障碍而致炎症，细菌入侵导致阑尾腔阻塞和炎症黏膜损伤。

二、阑尾炎为什么会肚子痛

急性阑尾炎早期出现脐周疼痛，常在症状出现的24小时内疼痛向右下腹转移，疼痛和阑尾在腹腔中的位置是有关系的。阑尾是一根细长弯曲的盲管，位置就在腹部的右下方，位于盲肠与回肠之间，它的根部连于盲肠的后内侧壁，另一端呈游离闭锁状态，再形象点，它就像一只长条形气球，当阑尾发炎的时候，阑尾整个发红发胀，像一只随时都会爆炸的气球。细菌进入阑尾固有肌层，导致阑尾局部水肿、管腔内压力升高、局部缺血，严重的话会引起穿孔，并迅速演变为弥漫性腹膜炎，在这个过程中会引起剧烈的腹痛。同时还会伴有呕吐、食欲减退、发热等症状。年幼的孩子，没有阑尾炎很典型的转移性右下腹疼痛，发热和弥漫性的腹部压痛为主要体征，往往会被忽视，当发生以上症状要及时就医。

三、阑尾炎一定要手术吗

1. 手术切除为首选治疗

小儿阑尾炎进展比较快，当存在穿孔的危险因素：如腹痛持续≥48小时；白细胞计数、C反应蛋白升高；影像学检查示阑尾结石、阑尾直径＞1.1厘米；有腹膜刺激征、有阑尾穿孔风险时，需要尽早手术。

2. 保守治疗

如果没有持续腹痛、发热，阑尾无影像学异常，白细胞计数、C反应蛋白正常，可以考虑保守治疗。但是，要密切地观察患者的病情变化，一旦腹痛加重，出现发热，请尽快地到医院就诊，必要时住院手术治疗。

四、穿孔阑尾炎手术后会拉肚子

阑尾病变越重,术后发生腹泻的可能性越大。这个时候我们需要仔细辨别一下大便的颜色和性状来判断拉肚子的原因。

当腹泻以水样便为主,血常规及大便镜检无明显异常时,与阑尾坏疽或穿孔有关。坏疽或穿孔的阑尾使炎性反应在盆腔内广泛扩散,引起盆腔腹膜充血水肿、肠壁水肿、盆腔渗液增多、肠道细菌污染盆腔等。尽管手术切除了病变阑尾且建立了通畅引流,少量肠间积液能够逐渐被吸收,但在其未被完全吸收前,会刺激肠道,使肠蠕动加快,结肠吸收水分减少而导致腹泻。

腹泻处理方法

1. 早期严密观察,由静脉补充充足的水及电解质,积极抗感染治疗。

2. 给予温盐水保留灌肠,通过湿热敷的方法促进肠道炎症吸收。

3.腹泻的孩子要注意观察臀部皮肤有无红肿破溃,及时清理排泄物,用干净柔软的布巾将臀部拭净,并涂上护臀膏,比如鞣酸软膏,保护臀部皮肤。

4.腹泻严重的孩子注意及时补水,避免脱水。

五、手术后要早期下床活动

小儿急性阑尾炎术后常出现胃肠道症状,多表现为腹胀、恶心、呕吐、肠鸣音减弱或消失、停止排气排便,严重影响术后康复和孩子舒适度。在循证医学支持下,早期下床活动可最大程度上减少手术对孩子生理功能造成的不良影响,缩短整体治疗时间。鼓励孩子在术后各项生理指标稳定后,按照"下床三步曲"(图1-2~1-4,彩图见附录)的指导,尽早下床活动,并指导其及时进食,恢复肠内

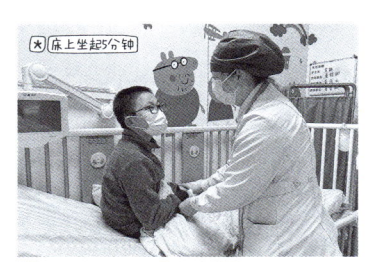

图1-2 床上坐起

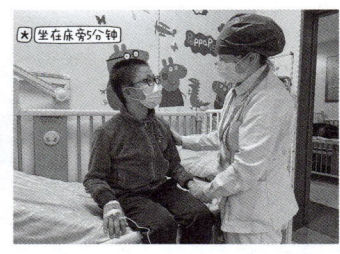
图1-3 坐在床边

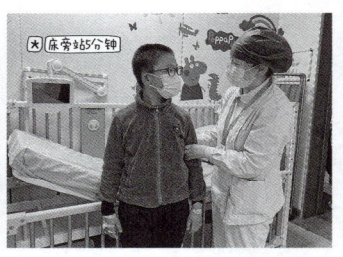
图1-4 床旁站立

营养,维持肠道菌落,显著改善孩子肠道营养,利于机体恢复,减少术后并发症,进而加快孩子术后恢复脚步。

六、阑尾炎手术后需要疼痛干预吗

阑尾炎属于急性疼痛,孩子手术后2～3天仍会有较明显疼痛,医护人员会根据个人疼痛程度,采用口服、静脉、局部等多种模式镇痛方案来干预,减轻疼痛,提高孩子手术后舒适度,缓解焦虑,有助于术后早期恢复,减少并发症。

七、阑尾炎手术后饮食需要注意什么

在阑尾炎手术后,因为麻醉,或术后相应的并发症等原因,饮食上主要还是以清淡为主,不要过于油腻。术后早期需要注意给予孩子的饮食遵循清淡并且在添加种类上循序渐进的一个过程。

饮食添加原则

(1)添加流食:通常我们会在孩子排气以后,给孩子进食少量的流食,比如先是饮水;然后进食一些白粥的米汤,慢慢过渡到小米粥等稍稠一些的半流质。量的添加循序渐进,由少到多,增加的过程中注意观察孩子的腹部体征,有没有腹痛,有没有反胃恶心等。

(2)添加半流食:孩子如果排便比较通畅,没有腹胀的症状,我们再逐步过渡到一些比较糙的食物,比如可以给孩子吃一些煮得十分软烂的面条,适当地加一些鸡蛋等,进食少量多次。

(3)添加普食:最后慢慢过渡到正常饮食,软一点的米饭,清淡的鸡鸭鱼肉等荤素搭配的食物;食物添加过程循序渐进,而不能直接一步到位。如果术后立即给予平时的饮食量和饮食种类,会非常不利于孩子胃肠道的恢复,甚至可能会出现腹胀的情况,影响术后恢复。

回家之后的饮食也需要控制并注意清淡易消化的原则,术后1~2周后复查,复查以后根据孩子的恢复情况,选择饮食种类,逐步过渡,切不可由于过度的溺爱孩子,回家以后不控制饮食,这样很容易再次出现胃肠道不耐受反应。

八、阑尾炎出院指南

手术伤口回家后注意不要碰水，不要自己去除伤口敷贴，术后7天至普外科门诊拆线，拆线后就可以洗澡了，洗澡的时候用肥皂轻轻清洗已结痂的伤口处，然后用清水冲洗，洗完后记得用柔软的毛巾吸干水分，保持伤口干燥，不要摩擦。

运动方面，孩子出院后就可以去学校了，但要注意背包的重量不要超过10千克，也不要拎重物。可以散步，去草地玩耍，但剧烈一些的运动应在术后一个月进行，比如跑步、游泳等。

温馨提示

当您的孩子出院后，遇到以下这些紧急情况，请尽快带孩子到医院就诊。
1. 当孩子腋温超过37.5℃
2. 当孩子发生腹痛
3. 当孩子发生腹泻
4. 当孩子腹部的伤口有红肿渗液

第二节 呵护"小金人"
——葛西术后的小心肝

新生儿丫丫出生后2天就出现全身皮肤、巩膜黄染，经蓝光治疗黄疸仍反反复复，不见好转，便便一直是淡黄色。但丫丫精神状况挺好，奶量也基本正常，直到满月开始，黄疸越来越明显，从之前只有脸发黄发展到全身乃至双眼都黄了，这下爸爸妈妈着急了，立即送孩子去当地儿科医院就诊。医生给孩子做了全身体检，看了肝功能和B超报告说："这不是一般的黄疸，可能是胆道闭锁，你们快去专科医院进一步治疗吧。"接下来，我们就聊聊胆道闭锁孩子照护相关的问题，解答大家各种疑惑。

一、胆道闭锁的早期诊断

胆道闭锁（biliary atresia，BA）是婴儿期常见的严重肝胆系统疾病之一，是以肝内、外胆管闭锁和梗阻性黄疸为特点的小儿外科常见畸形。当胆道梗阻时胆汁无法输送到小肠内，胆汁滞留在肝脏内，会破坏肝细胞，引起胆汁性肝硬化。若不及时治疗，晚期会出现胆汁性肝硬化、门静脉高压、肝衰竭，多数孩子在1岁以内因肝功能衰竭死亡。当孩子出生后即出现皮肤、巩膜黄染，大便颜色变淡且持续3～4周不消退，就要到专业的医疗机构进一步筛查。

二、疑似胆道闭锁还需评估哪些检查

当疑似胆道闭锁后需要结合一系列影像学和实验室检查以及肝活检来进行诊断，以排除胆汁淤积的其他原因。应尽快对婴儿进行评估，因为手术时年龄越大，手术干预成功率越低。

1. 辨色神器——大便比色卡（图1-5，彩图见附录）

正常粪便颜色为黄色或绿色，而胆道闭锁孩子胆道梗阻后因为没

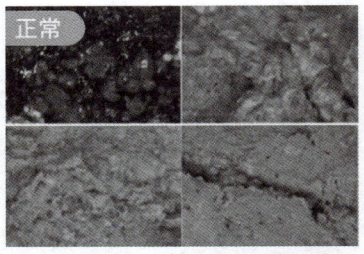
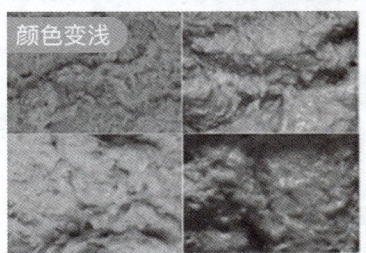

注意：大便颜色变浅即不正常，而不要以为只有"白色"才不正常。

图1-5　大便比色卡

有胆汁或胆红素被排入肠道，粪便没有颜色（通常为白色或灰色），甚至有白陶土样大便。因血液中增加的胆红素被肾脏过滤并通过尿液排出，所以尿液颜色加深，呈酱油色。当孩子出现以上异常颜色的便便，大家就要提高警惕。一些新手妈妈难以辨别正常便便的颜色，推荐使用大便比色卡，提醒孩子妈妈及时就医，尽早诊断。使用大便探测色器，诊断率可以达到70%左右，同时也可以作为葛西术后黄疸消退指标之一，使用非常便捷。

2. 实验室血生化检查

通过空腹检测血直接胆红素、胆汁酸等能评估肝脏功能和排除一些代谢性肝脏疾病。血清胆红素水平升高≥300毫克/毫升，直接胆红素水平占总胆红素50%以上时，可怀疑胆道闭锁。谷氨酰转移酶（GGT）是胆管系统损伤敏感指标，GGT增高可表示胆管梗阻。血清胆汁酸升高提示有胆管梗阻及肝细胞损害，但其影响因素较多。

3. 肝脏超声

通过B超检查初步可以评估胆道解剖结构。超声检查如果能探测到肝门纤维块、胆囊形态、胆总管有无和胆囊大小，对手术探查或排除胆道闭锁都是有意义的。肝脏超声检查前需要禁食禁水4～6小时，以免影响胆囊排空，影响检查结果。

4. 基质金属蛋白酶7

基质金属蛋白酶（MMPs）是一个超大家族哦。基质金属蛋白酶是由多种组织和细胞产生。MMPs几乎能降解细胞外基质（ECM）中的各种蛋白质成分，破坏肿瘤细胞侵袭的组织学屏障，在肿瘤侵袭转移中起关键性作用，从而在肿瘤浸润转移中的作用日益受到重视，被认为是该过程中主要的蛋白水解酶。MMPs家族已分离鉴别出26个成员，编号分别为MMP-1～26。而我们今天要说的是家族成员之一，MMP-7。

MMP-7是基质金属蛋白酶-7，有研究发现MMP-7血清浓度升高与胆道闭锁孩子的肝纤维化相关。其敏感度和准确度较高，目前可用于胆道闭锁术前筛查。

5. 胆道探查

上述检查评估如果怀疑胆道闭锁，就需要在全麻腹腔镜下检查肝脏和胆管造影，可以判断是否存在胆道闭锁，是诊断胆道闭锁的金标准。

三、葛西手术（Kasai术）名字由来

葛西手术最早由日本的Kasai（葛西）教授于1959年提出，包括肝外胆管树的切除和通过肝门空肠Roux-en-Y吻合术将肠段直接连于肝门部以引流胆汁。简而言

之，Kasai手术是用孩子自己的肠道，代替闭锁的肝外胆道，恢复胆汁流通。葛西手术可降低这些孩子早期的肝移植率，提高自体肝的存活率。若高度怀疑胆道闭锁的孩子，建议尽早行胆道探查术，日龄＞90天、肝功能严重损害的Ⅲ型胆道闭锁，原则上不宜行葛西手术治疗。

四、避免感染，护肝日常照护

1. 预防感染

手术后初期照护者建议戴口罩，注意手卫生，特别在喂奶前和换尿布后。每日至少2次开窗通风，如果同住人出现发热、咳嗽等感冒症状，应减少与孩子接触，避免交叉感染。

2. 做好口腔护理

胆道闭锁孩子长期服用抗生素和激素治疗，会造成体内菌群失调，真菌侵入口腔繁殖，易引起鹅口疮，孩子的口腔会有疼痛的感觉，孩子会因此而拒绝吃奶，造成不明原因的奶量减少。治疗鹅口疮，给予局部用药。鹅口疮比较容易治疗，可用制霉菌素研成末与鱼肝油滴剂调匀，涂搽在创面上，每4小时用药一次，疗效显著。注意饮食卫生，保持奶瓶消毒，母乳喂养母亲应先洗手，清洁乳头。手术后孩子有2～3天禁食，每日2次用生理盐水棉签清洁口腔避免感染。当肠功能恢复开奶后，仍旧需要每日进行口腔护理。

3. 伤口护理

术后伤口渗液多，要及时换药，保持伤口清洁，以免影响伤口愈合，一般情况术后7～10天给予拆线，伤口完全愈合后可恢复洗澡。在没有拆线之前，可用温水擦浴，但要注意保暖。日常最好穿纯棉材质衣物，使用温水清洁皮肤，常规推荐全身涂抹润肤乳，有助于维护孩子皮肤屏障的完整性，减少皮肤瘙痒。

五、葛西术后喂养篇

胆道闭锁孩子普遍存在营养问题，常常合并生长障碍和神经发育迟缓，肝脏是消化系统的重要脏器，对营养素的代谢非常重要。胆汁淤积不仅直接损害肝脏功能还破坏肠道微生态影响营养素的消化、吸收以及代谢，喂养对于胆道闭锁（以下简称胆闭）孩子尤为重要。

1. 葛西术后可以喂母乳吗

建议母乳+含MCT（中链脂肪）奶粉或粉剂喂养，有利于胆闭孩子脂肪酸及维生素的吸收，改善营养状况。待退黄后根据营养科医生指导，可逐步转回母乳喂养，母乳中含丰富的免疫球蛋白、维生素等，经济方便。母乳不足者用普通配方奶替代。以下两种配方奶方案均可：① 含MCT奶粉：建议占每天奶量一半以上，可混合母乳或普通奶粉。② 纯MCT粉剂：直接混合在少量温水或母乳、普通配方奶粉中喂养即可。

2. 胆道闭锁葛西术后添加辅食要点

① 添加时机：5～6个月，最早不早于17周；② 根据黄疸清除和生长情况决定奶制品；③ 添加种类为五谷根茎类食物、铁强化米粉；④ 添加新鲜的蔬菜、瘦肉类等均衡营养。建议提供新鲜高热量食物，可兼顾少量多餐的原则，尽可能逐步推进；⑤ 辅食添加的进程，做到和同龄儿童一样的均衡饮食。7～12月龄孩子，根据辅食耐受情况，逐渐达到每日1个蛋黄或鸡蛋和25～75克肉禽鱼的摄入，谷物类、蔬菜、水果的添加量根据婴儿需要而定。

3. 喂奶后可将孩子竖抱，轻拍背，将咽下的空气排出

喂养时和喂养后应将孩子置于侧卧位或左侧半卧位（头肩部抬高30°）或竖抱30分钟，预防胆汁反流。

六、出院安全护肝用药

胆道闭锁术后为什么吃这么多药？一定要吃吗？

有没有副作用？这些问题一直困扰着爸爸妈妈们。这是病情需要，且必须要规律用药，因为这对孩子的病情控制是有利的。胆道闭锁术后治疗涉及的药物种类众多，合理安全用药是关键。严格遵医嘱用药，不可自行增减药物，若有不适及时和专科医生反馈，切记用药剂量需根据每次随访复查结果调整。我们归纳胆道闭锁术后常用的药物用途及服药注意事项，供妈妈们参考（表1-1）：

表1-1 胆道闭锁术后常用药物指导

药品名称	药物规格	服药时间			用途	注意事项
		早	中	晚		
熊去氧胆酸胶囊（优思弗）	250毫克×25粒/盒	√	√	√	术后胆汁引流良好孩子持续口服UDCA对维护肝功能有益	观察有无腹泻，注意补充水分
复方甘草酸苷片（美能）	25毫克×100片/盒	√		√	抗炎、抗过敏、调节免疫、保护肝脏	假性醛固酮症、低血钾症、血压升高、钠及体液潴留、尿量减少等

续　表

药品名称	药物规格	服药时间 早	服药时间 中	服药时间 晚	用途	注意事项
甲泼尼龙	4毫克×30片/盒	隔日一次			改善肝毛细血管水肿，具有抗炎作用	1. 避免过渡喂养，避免多盐摄入；2. 易激惹，孩子出现昼夜颠倒，随药物减量症状逐渐好转；3. 观察孩子有无出血倾向，骨质疏松，体貌改变
维生素AD滴剂	维生素A1500单位 维生素D3500单位	√			补充脂溶性维生素	胆闭孩子维生素D缺乏现象普遍存在，妈妈需定期复查孩子血清25（OH）D3水平，及时调整用药剂量
维生素D滴剂	400单位	√				

（1）激素：激素治疗目前存在争议，服用类固醇类药物会出现一些副作用，比如消化道出血和穿孔。诊疗指南推荐意见，术后使用激素可以改善毛细胆管水肿，

具有抗炎作用。爸爸妈妈一定要根据医嘱用药。

（2）抗生素：根据医嘱，规范使用抗生素进行抗感染治疗。

（3）利胆药：熊去氧胆酸具有细胞保护作用，可替代亲脂性的毒性胆汁酸，还可促进肝细胞的分泌和免疫调节。术后服用熊去氧胆酸来改善胆汁排放情况。一般需要服用6～12个月。

（4）保肝药：葡醛内酯可与肝内或肠内含有酚基、羟基、羧基和氨基的代谢产物、毒物或药物结合，形成低毒或无毒结合物由尿排出，具有保护肝脏及解毒作用。复方甘草酸苷是肝细胞膜保护剂，减轻肝损伤时局部炎症反应。还可抑制细胞色素C的释放，抑制肝细胞凋亡。

（5）脂肪酸及维生素：术后孩子需常规补充中链脂肪酸和脂溶性维生素A、D、E、K。

七、护肝加油站，营养是重中之重

1. 规范的门诊随访

（1）术后1个月、3个月、6个月、1年及之后每年需至普外科门诊随访。

（2）复诊检查项目：抽血项目（血常规CRP、肝功能、凝血功能、维生素A、D、E、K），B超项目（肝脾、腹水、门静脉、肝弹性成像)。

2. **重视营养**

(1)学会记录孩子生长发育情况,身高、体重、头围、上臂围等是衡量孩子生长发育的具体指标。妈妈可以通过男宝、女宝生长曲线,记录孩子从出生至现在所有能够得到的不同时间的身高、体重、头围的测定值,画在曲线上,长期观察能看出孩子的生长发育是否正常。

(2)补充脂溶性维生素,胆道闭锁孩子普遍存在维生素D的缺乏,需定期随访血清25(OH)D3水平,及时补充,具体治疗方案需根据孩子病情调整,请咨询营养科医生。

3. **葛西术后常见问题**

(1)胆管感染:胆管感染是很常见的,通常孩子出现不明原因发热、皮肤黄染、大便颜色变浅、胆红素及C反应蛋白指标升高,应高度怀疑胆管炎,请及时去专科医院规范治疗。

(2)黄疸或瘙痒:黄疸或瘙痒主要与胆汁淤积有关,葛西手术后通常会用熊去氧胆酸改善胆汁淤积。建议穿纯棉材质衣物,皮肤清洁宜用温水,常规推荐全身涂抹润肤乳,有助于维护孩子皮肤屏障的完整性,减少皮肤瘙痒。

(3)腹胀、呕吐:当孩子出现肚子胀、频繁呕吐

（呕吐物为胆汁样颜色）、停止排便排气，要警惕肠梗阻发生。

（4）门静脉高压和静脉曲张出血：胆汁性肝硬化会引起门静脉高压，可导致食管静脉曲张和腹水，同时会伴有脾功能亢进、血小板减少，需要定期随访，积极治疗。

4. 预防接种

（1）正在使用激素的孩子禁止接种疫苗；

（2）停用激素后2～4周，可按医嘱补种相关疫苗；

（3）未使用激素治疗的孩子，可遵医嘱按计划补种疫苗；

（4）需接受肝移植的孩子，建议至疫苗评估门诊咨询后接种。

添加辅食原则

每次只添加一种新食物，由少到多、由稀到稠、由细到粗，循序渐进，科学制作，顺应喂养。每添加一种新的食物应适应3～5天，密切观察是否出现呕吐、腹泻、皮疹等不良反应，无不良反应后再添加新的食物。

第三节 便便去哪了
——气鼓鼓的肠道，非同寻"肠"

10个月的童童一直便秘，3～5天拉一次便便。爸爸妈妈每天都为他的吃喝拉撒操碎了心。最近童童的肚子更是像吹了气球一样越鼓越大，气鼓鼓的。妈妈带着童童去了医院，医生摸了摸童童的肚子，并给童童做了些检查。医生说，健康人肠道周围的肌肉可以收缩和松弛，推送食物和废物通过肠道，最终出现排便；而童童的部分肠道无法正常松弛让内容物前移，导致食物和废物卡住。童童得的是先天性巨结肠，要尽快做手术。童童妈妈一听到要做手术，心里焦虑紧张起来。今天我们就帮助童童妈妈来了解一下这个疾病。

一、怎么判断孩子的便便是不是正常呢

根据布里斯托大便分类法来判断，我们把大便分为7种类型（表1-2）。

表1-2 布里斯托大便分类法

类型	图示	描述	
1. 坚果状粪便		硬邦邦的小块状，像兔子的粪便	便秘 ↑
2. 干硬状的粪便		质地较硬，多个小块黏着在一起，呈香肠状	
3. 有褶皱的粪便		表面布满裂痕，呈香肠状	
4. 香蕉状粪便		质地较软，表面光滑，呈香肠状	正常
5. 软粪便		质地柔软的半固体，小块的边缘呈不平滑状	
6. 略有形状的粪便		无固定外形的粥状	
7. 水状的粪便		水状，完全是不含固态物的液体	↓ 腹泻

第一类颗粒状的；第二类是粗大的粪团，上面似乎有小颗粒状的粪便黏糊在一起，这两种便便质地非常坚硬，外表不平整，水分含量少，是明显的便秘时便便的状态。第三、第四类型都是比较理想的、正常健康的便

便。第五类型属于有腹泻,肠道吸收能力可能有问题,无法有效吸收食物水分及养分所产生的便便。第六、第七类型的都是水样便,这两种都是腹泻的便便。

二、什么是先天性巨结肠

先天性巨结肠又称肠无神经节细胞症。是小儿外科最常见的消化道畸形之一,以便秘为特点,发病率为1∶5 000左右,男性发病率是女性的4倍。由于病变肠段缺乏神经节细胞或肌间神经等继发近端结肠扩张,出现一系列临床症状体征。根据无神经节细胞肠段的范围,先天性巨结肠的临床分型包括:① 短段型:指狭窄段位于直肠中、远段;② 常见型:又称普通型,狭窄段位于肛门至直肠近端或直肠乙状结肠交界处,甚至达乙状结肠远端;③ 长段型:狭窄段自肛门延至降结肠甚至横结肠;④ 全结肠型:狭窄段波及升结肠及距回盲部30 cm以内的回肠;⑤ 全肠型:狭窄段波及全部结肠及距回盲部30 cm以上小肠,甚至累及十二指肠。通俗地说,就是末端的一段肠管因为发育问题呈持续狭窄不放松的状态,粪便无法顺利自行排出,积存的大便把正常的肠管撑大,并引起各种症状。大约2/3的巨结肠孩子在出生后不久便出现不完全性、低位、急性或亚急性肠梗阻，常见的症状为便秘、腹胀伴呕吐，一般在开塞露通便、灌肠辅助排便后症状好转。婴幼儿、儿童巨结肠常常表现为顽固或持续加重的便秘，进行性腹胀，长期便秘和腹胀可能会影响孩子营养吸收，严重情况下可表现为消瘦、贫血、生长发育落后等。

三、在孩子出现便秘症状时，爸爸妈妈可能要做以下事情

1. 回顾孩子出生后第一次胎粪排出时间

正常情况下，孩子出生后24小时内应该排出第一次胎粪，如果孩子出生后24小时内没有排胎粪，属于胎粪延迟排出，提示肠道可能存在异常。

2. 回顾孩子开始排黄色大便时间

正常孩子出生后3～5天内大便转为黄色。如果孩子出生后5天还在排墨绿色黏稠的胎粪，说明孩子胎粪排尽延迟，提示可能存在异常。注意这里强调的是墨绿色黏稠胎粪，有些孩子也可能因其他因素造成大便呈现绿色，但不似胎粪一样黏稠，色深，与胎粪还是有区别的，不属于这类情况。如果孩子出现胎粪延迟排空和（或）胎粪延迟排尽，以及便秘、腹胀等情况，建议及

3. 观察孩子腹胀、呕吐、进食情况

如果孩子没有胎粪延迟排出和（或）胎粪延迟排尽情况，注意观察孩子在便秘同时是否有腹胀、呕吐、不愿进食等情况。如果孩子便秘同时腹胀明显，或便秘后逐渐腹胀加重，或孩子便秘，虽腹胀不明显，但有呕吐、不愿进食等症状，爸爸妈妈们仍需要提高警惕，建议及时就医。

4. 观察孩子病情变化情况

如果孩子由原来比较明显的便秘症状突然转为腹泻、发热、腹胀加重、精神不好等症状，一定要尽早就医。

四、先天性巨结肠有哪些针对性检查

1. 腹部X检查

通过腹部立位X线影像检查，可以明确巨结肠是否存在病变。

2. 直肠活检

检查时医生会从直肠（体内靠近肛门的肠道部分）内部取一小份组织样本，另一名医生将在显微镜下检查该样本有无神经节细胞。

3. 钡灌肠检查

检查时医生会向直肠中灌入可在 X 线下显现的液体，然后通过 X 线检查来判断有无巨结肠。

4. 测压法检查

该检查会测量直肠内不同位置的压力，从而了解控制排便的肌肉和神经是否正常。

五、术前进行回流灌肠作肠道准备

1. 什么是回流灌肠

回流灌肠是指将一定量的液体由肛门经直肠灌入结肠，帮助孩子清洁肠道、排气、排便或由肠道供给药物，以缓解腹胀症状、减轻肠道炎症、协助疾病治疗的一项操作。

2. 回流灌肠的目的

（1）排出肠管内陈旧的大便及气体，可缓解孩子腹胀。

（2）可以清洁肠道，为手术做准备，可以减少术中污染，保证手术效果。

（3）及时排出肠管内大便及气体，避免肠管持续扩张，使扩展的肠管尽可能恢复到正常大小，减少术中正常肠管的切除长度。

（4）可以预防和治疗术后小肠结肠炎。期间饮食也是需要注意的。吃的对，才能让灌肠效果更好，才能有助于疾病恢复。灌肠期间，最适合孩子们的饮食就是少渣饮食，指的是食物纤维含量极少、易于消化的饮食。可以尽量减少食物纤维对胃肠道的刺激和梗阻，减慢肠蠕动，减少粪便量。食物请参照下表1-3。

表1-3 回肠灌流期间的饮食推荐

宜用食物	精制米面制作的食物，如粥、烂饭、面包、软面条、饼干；切碎至软烂的嫩肉、动物内脏、鸡、鱼等；豆浆、豆腐脑、乳、蛋类、菜汁；去皮制软的瓜类、番茄、胡萝卜、土豆等
不宜食物	无特殊不宜吃的食物，注意烹饪方法，避免吃整粒豆状食物如玉米粒、葡萄粒、西瓜、硬果等；咸菜、金针菇、绿色蔬菜需剁碎

六、如何保护肛周皮肤

肛肠与其他部位的手术最大的不同在于术后要排便。其他部位的手术切口都用灭菌敷料包裹得严严实实的，肛肠手术后切口却每天都要接触带有大量细菌的粪便。所以，肛肠手术必须保护好肛周皮肤（表1-4）。

表1-4 巨结肠围手术期肛周皮肤保护方法

手术前	提前准备好婴幼儿臀部专用恒温电吹风
	选择型号适中、松紧适宜的高吸收性、透气性好、质量可靠的一次性尿裤,如孩子对一种品牌的纸尿裤过敏需及时更换
	可按需购买液体敷料、造口护肤粉、婴幼儿专用湿巾(弱酸性,不含芳香剂、醇类、染料和荧光剂等成分)
手术当天	用生理盐水棉球点蘸式清洁臀部皮肤,待干后使用液体敷料,每2小时更换纸尿裤,如有污粪及时更换
手术后	让孩子呈俯卧位或侧卧位,每天早、中、晚各1次暴露臀部皮肤,每次30~60分钟
	为孩子更换纸尿裤前后严格执行手卫生,流动水清洗时间至少2分钟,快速手消毒液至少15秒
	分泌物排出后使用婴幼儿专用湿巾清洁皮肤,动作轻柔,严禁用力刮拭表皮污垢和残留膏剂,以免增加皮肤脆性。如附着于表皮的粪便不易清除,可借助婴幼儿专用干洗洁肤液、皮肤清洗液辅助清除
	清洗后,涂抹合适的皮肤保护剂

七、巨结肠根治手术后居家照护需要注意事项

（1）定期进行扩肛，手术后2周后专科门诊随访，制定扩肛方案。

（2）避免去人员密集场所，以免交叉感染。

（3）饮食上需遵守清淡、易消化饮食、忌零食的原则，适量多饮水（表1-5）。

（4）减少孩子在外饮食次数，避免发生肠炎及排便功能障碍等情况。

表1-5 术后饮食推荐

年　龄	食　　物
0～3个月	母乳
4～6个月	燕麦粥或混合粮食谷物 婴儿水果汁
6～8个月	以上所列食物 婴儿水果，蔬菜食物，西梅汁，苹果汁
8～12个月	以上所类食物 切碎、新鲜、煮熟的蔬菜：菠菜，胡萝卜，卷心菜，西兰花，豌豆，番薯，玉米，青豆，白花菜等

续 表

年　龄	食　物
8～12个月	切碎、新鲜水果：樱桃，葡萄，菠萝，草莓，木瓜，李子，杏，桃子，梨，树莓，蓝莓，橘子等 切碎的水果干片：葡萄干，杏，梅子，枣，无花果 高脂肪奶制品 高脂肪食物
1岁以上	以上所有食物 黑巧克力，辛辣食物，咖啡因 缓解便秘食物 西梅，猕猴桃，火龙果，苹果，草莓，西红柿，芹菜，西兰花，菠菜，玉米汁，酸奶，黑米，红薯，山药，温水 加重便秘食物 蛋糕、甜甜圈、榴梿、炸鸡、巧克力、奶酪、冰激凌、辣条、可乐、油炸类食物、甜食、肉制品、坚果类、脂肪含量高的奶制品

八、孩子扩肛时需要注意些什么

1. 遵医嘱扩肛原则

当孩子需开始扩肛时，爸爸妈妈需要准备一本记录本，记录扩肛的时间等。一般首次扩肛的时间在术后14天左右，具体需要遵医嘱。孩子在术后1个月、3个月、6个月时也需要按时到门诊随访，评价扩肛效果，并在医生指导下更改扩肛频次，遵医嘱由一天2次，逐步降低为一天1次，再到隔天1次。

2. 每天定时原则

可以根据爸爸妈妈自身的工作时间、孩子的作息规律等情况，选择固定的时间为孩子扩肛。若孩子扩肛时间安排在三餐前后，遵循先扩肛、再坐浴、最后进食的原则。如果选择在饭后进行扩肛，应该在饭后半小时到1小时进行，遵循先扩肛再坐浴的原则。饭后不宜马上扩肛，避免扩肛时因孩子哭吵导致呕吐引起窒息。

3. 一定紧张原则

扩肛时，扩肛器出入肛管不宜太松，要保持一定的紧张度，有一定的压力，但又不宜太紧，以免损伤肛门黏膜或肌肉，这样才能达到效果。

4. 不间断原则

一般情况下，如果孩子有轻微的感冒和咳嗽等不适症状，不用停止扩肛，如果孩子在扩肛的过程中有少量的黏膜出血，可以视情况当日减少1次扩肛。

九、什么是小肠结肠炎

巨结肠术后最严重的并发症是小肠结肠炎。孩子平时应该注重清洁饮食，餐具及时清洁消毒，避免交叉感染等。若出现小肠结肠炎孩子可能会出现发热、稀水样臭便、腹胀，甚至出现频繁呕吐。需要及时就医进行灌肠、抗感染等正规治疗。

Soave术——巨结肠根治手术方式之一

1964年，Franco Soave创立"Soave术式"。

手术步骤：环形切开直肠黏膜，将黏膜保持完整，于黏膜下向近端剥离，将正常结肠，经直肠肌鞘内拖出，与肛门做缝合。

优点：不需要游离盆腔，结肠经直肠鞘内拖出，不易发生吻合口瘘，对盆腔神经损伤小。

缺点：保留了无神经节细胞的肠管，直肠段为双层，吻合口易狭窄导致便秘复发，大多数病例需要较长时间扩肛,并易致夹层和(或)直肠肌鞘感染;还可能发生结肠回缩。切除全部直肠肛管黏膜后,易造成术后污粪。

第四节 来者不"疝"的腹股沟小气包
——腹股沟斜疝

妈妈心急如焚地赶到专家门诊找医生:"医生,您看呀!我家孩子怎么一哭,蛋蛋这边就鼓起来了?"医生耐心地摸了摸腹股沟处的肿物解释说,这叫腹股沟斜疝,是小儿外科手术中常见的疾病之一。有的妈妈因为忽略了发病的表现而耽误了孩子的最佳治疗时间,有的妈妈为腹股沟斜疝需要做手术而烦恼,还有的妈妈对于手术后的居家照护存在这样那样的疑问。今天我们就用通俗有趣的童话来讲述关于腹股沟小气包的故事。

一、腹股沟小气包的由来

腹股沟出现的小气包也就是我们平时俗称的疝气、小肠气,它的专业名称叫腹股沟斜疝,是一种先天性的鞘状突未闭。当孩子还在妈妈肚子里的时候,双侧腹股沟区各有一条缝隙,称之为腹股沟管,在孩子的生长发育过程中,如果腹股沟管的门忘记关闭了,就会导致孩子肚子里其他东西偷跑了出去，溜到腹腔外的腹股沟区域中，这个时候我们的主人公"腹股沟小气包"就正式登场了（图1-6，图1-7，彩图见附录）。它是一个圆形有弹性的小包块，突出在一侧或者双侧的腹股沟区或阴囊。爸爸妈妈最常发现孩子腹股沟区或者阴囊不对称，一边大一边小。没错，我们的小气包正在发脾气了，它不仅脾气臭还很有个性。

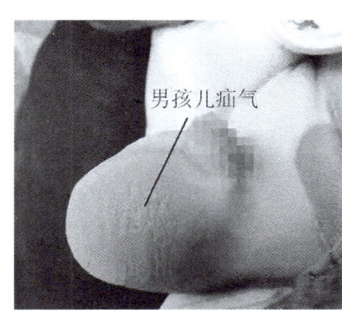 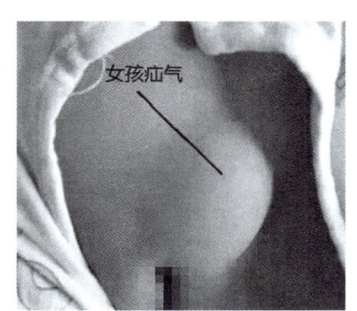

图1-6　男孩疝气　　　图1-7　女孩疝气

二、小气包里藏着什么

小气包的个性在于它时而"爆发"又时而"消气"。当孩子在剧烈哭吵或者排便的时候，腹腔内压力增高，就会使腹腔内的脏器或者组织，比如小肠、网膜，甚至是女孩子的卵巢偷偷"离家出走",从而在腹股沟区或阴囊出现了这个有个性的小气包。但是,在孩子平躺、腹压减低或用手按压时小气包又会消失不见。

三、小气包每一次出现以后都会"消气"吗

小气包大多数情况下不痛不痒。安静或者平卧后,大多都会慢慢消失(自行回纳)。但是,也有小部分孩子会出现特别大的小气包,肚子里的肠子很多都跑下来了,小气包变成了大气包,孩子会出现消化、排便困难,食欲不振、便秘等症状。然而,如果我们的孩子出现情绪失控,造成肚子里面压力突然增高或者持续增高的情况,此时小气包往往很难消气,时间久了离家出走的组织就会肿起来,小气包被卡住了,会变得更加肿大,肿了以后又会卡得更紧。这时候孩子再也不淡定了,常常有很明显的疼痛不适,年龄较小的孩子则会表现为哭闹不安、无法安抚、腹胀、呕吐、双腿因为疼痛不愿意伸直。同时,在腹股沟或阴囊区的小气包从有弹性变成硬硬的,碰一下就痛,小气包处的皮肤也会出现红肿,若小气包长时间不回家有可能出现组织的缺血坏死等严重并发症。我们管这种情况叫做腹股沟斜疝嵌顿。腹股沟疝嵌顿是最危险的并发症,除了会导致肠坏

死和生殖系统受损,甚至还会造成生命危险。年龄越小,嵌顿的发生率越高。3个月内的孩子的腹股沟疝有1/3会出现嵌顿(图1-8)。发现孩子出现疝气嵌顿怎么办?出现这种情况爸爸妈妈就要注意了!首先安慰小孩别哭,因为哭时腹部压力增加,更难进行还纳;其次尽快前往医院接受治疗。

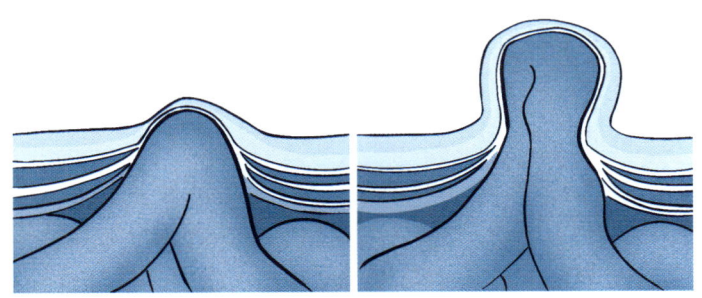

图1-8 易复性疝气与嵌顿性疝气的区别

四、手术治疗小气包

治疗小气包唯一的方法就是做手术。手术步骤较少,创伤小,对孩子影响小。手术时机一般是2岁之后。但如发生嵌顿,手术应当提早进行以防反复嵌顿导致严重后果。6个月以内的孩子因有严重的疾患不宜手术时,可采取疝带疗法,用疝带包裹住小气包会出现的位置,以防疝内容物脱出，预防小气包的出现。

五、适合小气包的微创（腹腔镜）手术

目前常采用腹腔镜下腹股沟斜疝疝囊高位结扎的手术方式，这个手术方式精准可靠。该手术术程短、创伤小、手术风险相对低、恢复快，可明确诊断孩子腹股沟斜疝是单侧还是双侧，作为一个腹腔镜微创手术，一般术后第1天即可痊愈出院，几乎不影响孩子正常生活和家属们的日常工作。

腹腔镜微创手术与传统开放手术相比较具有以下优势：① 手术创伤小，切口微小、隐蔽，在伤口愈合后基本消失不见；② 手术过程中出血少、术后疼痛感较轻、恢复相对较快、并发症少；③ 在腹腔镜的辅助下可发现对侧隐性的小气包，医生发现后及时给予处理。传统开放手术相对来说手术时间比较快，但是会有比较明显的手术瘢痕，对于女孩子来说不太友好。

六、小气包护理注意事项

这个问题也是爸爸妈妈们最关心的问题，通常手术期间在医院需要住院3天2晚，正常情况下第3天一早即

可出院。术后不需要服用任何药物，更不需要吊水。

（1）伤口方面：手术以后医生会在孩子伤口处贴无菌敷贴来保护伤口，正常情况下敷贴是清洁干燥的，如果出现有渗液甚至渗血的情况，需及时告知医生进行处理。为了保持伤口皮肤的干燥，尽可能阻止孩子去抓、挠伤口。特别在炎热的夏天，最好让孩子待在空调房间，防止出汗导致伤口发炎、感染。

（2）饮食方面：饮食建议清淡、易消化，多进食富含维生素的食物，年龄较小的宝宝可以少食多餐，保持大便通畅。

（3）生活方面：手术后第2天可适当活动，避免剧烈运动，上学的孩子1个月内不建议上体育课；1周之内暂时不要洗澡，以免伤口感染；出院1周后可正常洗澡，注意将肚脐眼擦干。

（4）复诊方面：出院后3天和7天门诊复查，可提前预约普外科门诊。

（5）预防接种：手术后2周内避免接种疫苗。

七、手术以后小气包还会再次出现吗

（1）小气包是可能再次出现的，所以爸爸妈妈们还是需要注意观察孩子的腹股沟部或阴囊处，是否肿或是否存在时隐时现的小肿物，如有疑问应及时看医生。

（2）虽然出现小气包的较多为男宝，但女宝也会发生。对女宝来说更要提高警惕，因为常有卵巢、输卵管进入疝囊，十分危险。

（3）进食易消化和含纤维素多的食品，以保持大便通畅。孩子大便干燥时，应采取通便措施，不要让孩子用力解大便。

（4）不要穿裤腰带过紧的裤子，不要让孩子大声咳嗽，咳嗽的宝宝要在医生指导下适当吃些止咳药。尽量避免孩子大声啼哭，防止腹压升高，导致小气包的再次出现。

疝气嵌顿

疝内容物突然不能回纳，发生疼痛等症状者称为嵌顿疝，是疝的严重并发症。可发生在强力劳动或剧烈咳嗽、排便、剧烈哭吵等腹内压力增高时，但亦可无明显诱因，临床表现为疝块突然增大，伴有剧烈疼痛，平卧或用手推送肿块不能使之回纳，肿块紧张发硬，且有触痛。

严重的可伴阵发性局部绞痛、恶心、呕吐、便秘、腹胀等急性肠梗阻症状。疝一旦嵌顿,自行回纳的机会较少。多数患者的症状逐渐加重,如不及时处理,可进一步发展为绞窄疝。

第二章

神经外科

小儿神经外科是神经外科的一个分支,有很多不同于成年患者的特点,包括小儿神经解剖、生理、病理及疾病诊断、治疗等许多方面。解剖方面,小儿体格与成人显然不同,如体重、身长、头长与身长的比例,骨骼发育尚未完全,颅骨较薄且富有弹性。生理方面,年龄越小,生长越快,所需营养物质和液体相对比成人高,所以小儿颅内压增高、呕吐容易导致脱水与营养不良,使手术耐受力低下,导致病情发展。当前,脑积水、小儿脑瘤、小儿Chiari畸形、小儿癫痫、脊柱裂和脊髓栓系综合征、高坠伤等是小儿神经外科常见的疾病,严重威胁着孩子的生命健康。其中小儿癫痫手术、颅内肿瘤切除术、创伤性颅脑手术等在目前小儿神经外科治疗中,仍然占很高的比例。本章将对儿童脑积水、脑肿瘤、烟雾病以及常见的创伤性颅脑疾病做介绍,爸爸妈妈可以早期发现孩子的异常以及预防意外事件的发生,促进孩子健康成长。

第一节 现实中的"大头儿子"
——脑积水

"医生,我孩子从出生以来头围增长速度很快,比其他同龄儿童的头大了好多,经常不明原因哭闹、有时还会莫名其妙地发出尖叫声。"这是我们在门诊遇到的一位6个月大婴儿妈妈的叙述,看起来孩子的头确实比同龄孩子大了不少,接下来医生又问了几个问题:"孩子平时有没有呕吐症状?如果有呕吐是表现出口角溢奶还是呈喷射状呢?"妈妈回答说:"孩子现在是母乳和配方奶混合喂养,经常是吃奶后过几分钟就喷奶,都来不及拿纸巾就吐我一身。我还发现一点就是孩子的眼球总是往下,感觉像是翻白眼。"

现在的很多妈妈都是80后、90后,曾经都看过《大头儿子小头爸爸》这部动画片,那里面的大头儿子活泼聪明,所以妈妈们都好奇,怎么自己的大头孩子并不像动画片里说的那样呢?难道不是头越大越聪明吗?想要知道答案,今天我们就从一种叫做"脑积水"的疾病说起。

一、什么是脑积水

脑积水是儿童最常见的神经外科疾病之一。简单理解就是脑脊液太多而影响了脑组织。正常的脑脊液的分泌和吸收匹配，通过固定的通路动态循环达到平衡。如果脑脊液的生成相对多于吸收，或者在循环通路途中梗阻，就会引起脑脊液聚集过多，到达一定程度造成脑室扩张就会形成脑积水。我们把分泌大于吸收的情况称为交通性脑积水，也就是脑脊液循环通路正常，所有脑脊液之间还是相通的；而把在循环通路途中梗阻的情况称为梗阻性脑积水，意为脑脊液循环的通道阻塞了，各部位的脑脊液不相通。脑积水可以单独出现，也可以继发于各种先天性畸形、出血、外伤、感染、肿瘤、囊肿等其他疾病。脑积水对于儿童，尤其是脑组织处于快速发育期的婴幼儿影响很大，会导致脑组织发育受限，脑功能减退，颅神经功能障碍，颅内高压，甚至威胁生命，所以需要积极治疗。不同原因和类型的脑积水需要选择不同的治疗方案。交通性脑积水由于分泌的脑脊液已经超出了能吸收的范围，所以往往需要行脑室-腹腔分流术，通过置管的方式把脑脊液排到腹腔来帮助吸收。而梗阻性脑积水只需要打通脑脊液循环通路就可以解决问题，以内镜三脑室底造瘘术最为常用。肿瘤或囊肿引起的脑积水多数为梗阻性脑积水，切除肿瘤或者囊肿以后大多数脑积水可以缓解。

二、脑脊液是什么

我们的大脑与脊髓是被保护在"水"中的，这里的水就是脑脊液，它为中枢神经系统带来营养，运送废物，调节环境的酸碱平衡，缓冲压力对脑与脊髓的震荡，对中枢神经系统具有保护和支持作用。所有脑脊液都是相连通的，脑脊液包绕脑组织的地方叫做蛛网膜下隙，其中有些地方的蛛网膜下隙空间比较大，脑脊液比较聚集，就叫做脑池，也包括腰池，最大的4个脑池被称为脑室。脑脊液就像游泳池里面的水，是动态循环的，每小时平均分泌约20毫升。儿童脑和脊髓一共有100～150毫升脑脊液，所以脑脊液每天要更新3～4遍，以保持脑脊液的清洁与无病。大部分脑脊液是由脑室内的脉络丛（相当于进水口）分泌的，通过两边对称的侧脑室流入第三脑室，经过狭窄的中脑导水管流入第四脑室，第四脑室有3个出口，通过正中孔可以流向椎管内的脊髓蛛网膜下腔和腰池，通过第四脑室的两个外侧孔可以流回脑的蛛网膜下隙。最终在矢状窦旁的蛛网膜颗粒（相当于出水口）将脑脊液吸收入静脉系统。

三、脑积水患儿有哪些症状

1. 头围异常

头围迅速增大，和身体比例失调，头大脸小。脑积水孩子通常会出现头围异常的表现，当孩子头围明显超出正常范围或头围生长速度过快时要警惕脑积水的可能。那么如何准确测量头围呢？

测量头围的方法

我们需要的测量工具是带刻度的软尺一根。让孩子平躺或端坐，首先要找到孩子的眉弓，也就是眉毛最高点，将软尺的零点（0 cm）放在眉弓连线的中点上，以此为起点，准备测量。然后将软尺沿眉弓的水平绕向孩子的耳后，找到左或右耳朵的上缘，再找到枕骨粗隆（后脑勺最凸点的位置），绕过此点，并将软尺绕回前方，将软尺重叠交叉，交叉处的数字即为孩子的头围。

儿童头围的增长与脑和颅骨的生长发育有着密切的关系，刚刚出生的孩子平均的头围在33～34厘米，出生以后第一年头围增加的速度是最快的，可以达到43～46厘米。2周岁的时候头围在48厘米左右。每个孩子的发育都是有个体差异的，头围的大小也是一样的，超过正常同龄儿平均数值2个标准差应该考虑异常，需要进一步的检查。爸爸妈妈们可以参照下表来了解孩子头围是否在正常范围（表2-1）。

表2-1 儿童头围生长参照表

年龄组	男童（厘米）			女童（厘米）		
	下	平均值	上等	下	平均值	上等
初生	31.9	34.3±1.2	36.7	31.5	33.9±1.2	36.3
1月～	35.5	38.1±1.3	40.7	35.0	37.4±1.2	39.8
2月～	37.1	39.7±1.3	42.3	36.5	38.9±1.2	41.3
3月～	38.4	41.0±1.3	43.6	37.7	40.1±1.2	42.5
4月～	39.7	42.1±1.2	44.5	38.8	41.2±1.2	43.6
5月～	40.6	43.0±1.2	45.4	39.7	42.1±1.2	44.5
6月～	41.5	44.1±1.3	46.7	40.4	43.0±1.3	45.6
8月～	42.5	45.1±1.3	47.7	41.5	44.1±1.3	46.7

续　表

年龄组	男童（厘米）			女童（厘米）		
	下	平均值	上等	下	平均值	上等
10月～	43.0	45.8 ± 1.4	48.6	42.4	44.8 ± 1.2	47.2
12月～	43.9	46.5 ± 1.3	49.1	43.0	45.4 ± 1.2	47.8
15月～	44.5	47.1 ± 1.3	49.7	43.6	46.0 ± 1.2	48.4
18月～	45.2	47.6 ± 1.2	50.0	44.1	46.5 ± 1.2	48.9
21月～	45.5	48.1 ± 1.2	50.7	44.5	46.9 ± 1.2	49.3
2.0岁～	46.0	48.4 ± 1.2	50.8	45.0	47.4 ± 1.2	49.8
2.5岁～	46.6	49.0 ± 1.2	51.4	45.6	48.0 ± 1.2	50.4
3.0岁～	47.0	49.4 ± 1.2	51.8	46.2	48.4 ± 1.1	50.6

2. 颅压增高的症状

① 头痛。头痛是颅压增高时最常见的表现，颅压越高头痛越剧烈，任何引起颅压增高的因素如便秘、咳嗽等均可使头痛加剧。② 呕吐。孩子多呈现喷射性呕吐，一般与饮食无关，头痛剧烈时呕吐也越发严重。③ 视乳头水肿。孩子双眼呈现"落日征"，眼球下垂至眼睑下方，眼睛大部分为白色巩膜，像太阳落至地平线一样。如果进行眼底检查，大多提示视乳头水

肿，有些急性颅压增高者也可不伴随视乳头水肿和视力障碍。

3. 重度脑积水可能会发生运动功能和智力发育减退

神经功能有障碍，晚期可能出现生长发育缓慢、不能正常站立、坐稳等；孩子在晚期还可能出现智力下降、生长停顿。

四、脑积水治疗方法

1. 非手术治疗

适用于早期或者病情较轻的孩子，其方法包括：① 利尿脱水剂：氢氯噻嗪、呋塞米、甘露醇、甘油果糖等；② 经前囟或腰椎穿刺引流放液。

2. 手术治疗

儿童脑积水的外科治疗可以分为解除梗阻病因的手术、脑脊液分流手术（颅外分流术和颅内分流术）和减少脑脊液分泌手术。

（1）脑室-腹腔分流术（ventriculo-peritoneal shunt，简称V-P分流）：是最为常用的脑积水分流手术方法，一般适用于交通性脑积水和部分无法解除梗阻的梗阻性脑积水孩子。脑室-腹腔分流术属于脑室体腔分流，是把一组带单向阀门的分流装置置入体内，将多余脑脊液从脑室分流到腹腔中吸收的一种手术。手术方式成熟，但由于植入物较多，术中须严格无菌操作，近期风险主要为感染和出血，远期风险主要为分流管滑脱、断裂和裂隙脑室综合征（slit ventricle syndrome，SVS）。

V-P分流手术

手术穿刺点通常位于孩子一侧额顶部（也就是靠前的位置），只需在皮肤上打开一个约2厘米长的弧形切口，经过颅骨钻孔，就可将分流管穿刺放入脑室内。后方的储液囊、调压阀及相连的管路均被埋在耳后的皮下，因而在孩子耳朵的后上方通常可以摸到突出的储液囊与调压阀。调压阀下方的管路安置在"皮下隧道"中，到达脐旁。皮下脂肪较少的孩子，可以在皮下摸到稍隆起的管路。在肚脐旁边的皮肤上，同样打开一个约2厘米切口，通过这一个小口将分流管的腹腔端置入腹腔内。由于位于皱褶的肚脐旁边，这个切口在愈合后通常是难以被发现的。经过肠道蠕动,分流管一般能够在腹腔内找到一个与肠道"和谐共处"的位置,当然,这个位置是在不断变化的。一般会在腹腔内保留20~40厘米长度不等的分流管,以适应孩子在长高后对于分流管的需求。

(2)脑室镜下第三脑室底造瘘术(endoscopic third ventriculostomy,ETV):治疗儿童梗阻性脑积水,简便、微创、安全,更符合生理性脑脊液循环。ETV总体比较安全,但也有一定比例会发生并发症。包括脑室内出血、术后硬膜下积液、皮下积液、脑脊液漏、术后一过性癫痫、穹窿挫伤、造瘘口闭合等。如果ETV术中造瘘口确切但术后脑积水没有明显缓解,可能存在脑脊液吸收障碍,往往需要再行脑室-腹腔分流手术。

脑室镜下第三脑室底造瘘术示意图(图2-1):通过在额顶部中线旁钻孔,将脑室镜伸入脑室内,在镜下将第三脑室底部(图中脑室镜末端的红圈)打通,将第三脑室内的脑脊液引向桥前池。

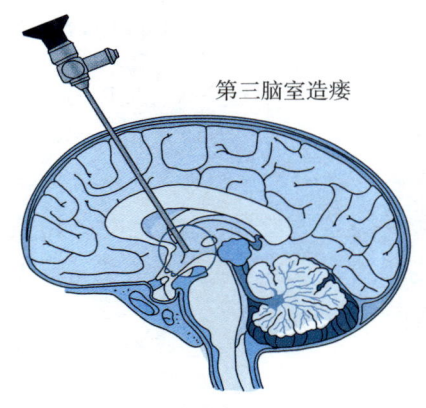

图2-1 ETV手术方式

五、脑室-腹腔分流手术常见并发症

脑室-腹腔分流术作为治疗儿童脑积水最常用方法之一，分流系统阻塞和感染是术后最常见并发症，也是导致分流失败的主要原因。感染和分流阻塞多发生于分流术后2年内，发生率分别高达20%和40%。此外，儿童脑积水分流术后容易发生各种脑脊液过度引流引起的并发症。

1. 分流系统阻塞

分流系统阻塞可以发生于分流系统的脑室端、分流阀和腹腔端。临床表现为颅内高压再度出现或头围增大，但一般进展缓慢、症状不明显，不易被孩子家属察觉，有时仅在复诊时发现影像学上脑室再度增大。因此，爸爸妈妈应学会自查分流阀是否通畅，即按压皮下储液囊是否有阻力或按下之后能否弹起，并定期复诊。也有部分孩子分流系统阻塞后急性起病、出现显著的颅内高压症状，此时需紧急就医。

2. 脑脊液引流过度相关并发症

（1）裂隙脑室综合征（SVS）：SVS是由于脑脊液的长期过度引流、脑组织顺应性降低、脑室缩小和闭塞导致的疾病，孩子分流管脑室端堵塞、脑脊液引流不畅，相应脑室内压力升高。典型临床表现为反复发作剧烈头痛和躁动，按压分流泵回弹缓慢，静脉滴注甘露醇可以部分缓解，腰椎穿刺测压明显增高。CT或磁共振成像检查脑室缩小呈裂隙状。此外，孩子还可伴有嗜睡、恶心、呕吐、突然失明、意识障碍，甚至癫痫的发作。在脑脊液引流不畅的情况下，脑脊液持续积聚会引起脑室扩大，进而导致被堵塞的分流管侧孔再度开放。因此，孩子的头痛可出现突然缓解，在间歇缓解期内孩子可以无任何症状。年龄越小的孩子，特别是3岁内孩子接受分流手术，越容易出现SVS，一般在术后数年发生。一旦出现，需紧急就医。

（2）颅内低压综合征：低压性头痛多位于额部和枕

部,与体位有明显的关系,坐位或站立时头痛加重,平卧时很快消失或减轻,患儿被迫卧床不起。颅内低压综合征症状严重者需要更换高压力分流阀或可调压脑室-腹腔分流管。

(3)颅内血肿和硬膜下积液:颅内血肿和硬膜下积液容易发生于重度脑积水、脑室显著扩大的患儿,由于脑脊液的过度引流,脑表面与硬脑膜之间的间隙增大,脑表面的桥静脉断裂或蛛网膜撕裂,发生硬膜下血肿或硬膜下积液。颅内血肿和硬膜下积液少量时一般不需要手术。当发生硬膜下血肿或硬膜下积液严重时,需紧急就医,行外引流手术。

3. 分流术后感染

感染是脑脊液分流术后最常见和最严重的并发症之一,也是导致分流阻塞和失败最重要的原因之一。一旦确诊感染,一般需要拔出分流管系统、另行脑室外引流,或将分流管腹腔端旷置、外引流脑脊液,同时配合敏感抗生素治疗,直至脑脊液细菌培养阴性后,再行脑脊液分流手术。

六、脑积水术后居家护理

(1)妈妈要密切注意孩子是否出现呕吐、头痛、抽搐等颅内压增高的表现。如出现烦躁哭闹、尖叫、意识障碍、前囟饱满、呕吐、胃肠道反应、发热、分流阀按压不动或回弹不了等情况，随时带孩子到医院就诊。

（2）保持分流阀处皮肤完整，避免皮肤破损，以防出现感染。

（3）妈妈怀抱婴幼儿时注意周围环境，防止坚硬物体意外碰撞到分流管，造成分流管断裂。

（4）妈妈们切记，分流泵为磁感应体，注意让孩子远离磁场，MRI复查后记得找医生重新调压。

（5）长期口服抗癫痫药物的孩子，妈妈们记得按时、按量给孩子服药，不要私自停药、换药、减量。

（6）尽量让孩子少去公共场所，防止交叉感染，避免受凉。精细化喂养，防止腹泻。出院后2周，如孩子伤口愈合好，可用清水洗头，避免使用洗发剂。

讲到这里，妈妈们了解脑积水了吗？遇到这种情况不要慌，及时就医治疗预后还是不错的。切记，头越大越聪明这种说法是不可信的！

第二节 警惕！儿童也有脑肿瘤

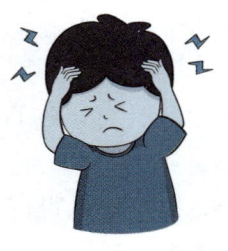

图 2-1 头痛

7岁女孩头痛不止，原来是因为头部长了脑肿瘤……

小乐今年7岁，最近一直向妈妈抱怨头疼（图2-1），恶心想吐。每次说的时候，小乐妈妈都没放心上，她以为孩子不想做作业，想偷懒。但小乐的症状越来越严重，次数也越来越频繁。小乐几乎每天都会向妈妈抱怨头痛，甚至还说头疼是一阵一阵的并且越来越厉害了，有时候还会呕吐。于是小乐妈妈带孩子来到医院进行各项检查，拿到结果小乐妈妈简直无法接受，小乐经过磁共振检查最终确诊为脑肿瘤，她不明白这么小的孩子怎么就会得肿瘤呢？！这该怎么办呢？

一、什么是脑肿瘤

脑肿瘤是颅内肿瘤的简称，常造成神经系统的功能障碍，严重时会危及生命。脑肿瘤和身体其他部位的肿瘤性疾病一样，也分为良性肿瘤和恶性肿瘤，脑膜瘤和垂体瘤都是发病率较高的大脑良性肿瘤。通常人们所称的"脑癌"，泛指大脑恶性肿瘤，即脑胶质瘤，它是最常见的一种脑癌。大脑良性肿瘤"性情"比较"温和"，生长较为缓慢，手术能够根治，复发率比较低；大脑恶性肿瘤"性情"比较"残暴"，通常需要手术切除配合放疗和化疗等，难以根治。绝大多数大脑恶性肿瘤会复发，对患者的致残率和致死率很高，这也是目前临床上神经外科需要重点攻克的难关之一。

二、为什么会得脑肿瘤

常常会有妈妈问，为什么这么小的孩子会得脑肿瘤？

脑肿瘤并不是大人才会得的病，它可能发病于各个年龄段，以20～50岁年龄段居多。一般认为儿童脑肿瘤的发病率是3～5/10万，也就是每10万人中可能有3～5个儿童会患有脑肿瘤。按照美国的统计数据，目前儿童脑肿瘤的发病率在近几年有逐步增加的趋势，甚至超过白血病，在导致儿童死亡的所有癌症中发病率第一。那么为什么会有这么多儿童得脑肿瘤？有什么具体的原因吗？

根据国内外研究表明，目前没有明确导致肿瘤的相关因素，很多相关因素也只是停留在假说阶段。儿童患脑肿瘤的原因，除极少数患者有遗传因素，大约有5%的肿瘤是由于父母的胚系基因突变导致。大多数患者病因还不明确。

三、为什么儿童脑肿瘤不容易被发现

儿童肿瘤里面，脑肿瘤发病率还是很高的，但是儿童脑肿瘤是不大容易发现的，这是为什么呢？

（1）小儿对自己的痛苦表达不清，有的甚至不会说话。

（2）妈妈对小儿脑瘤的症状不太了解。

（3）婴儿的骨缝没有闭合，脑子里面长脑瘤的时候，会有一个代偿的空间，也就是说脑子里会给肿瘤腾出生长空间，这时候并不一定会有明显症状。

（4）小儿神经外科医生较少，一般儿科医生对小儿脑瘤的症状不太熟悉，易把脑瘤错当成其他疾病而导致误诊。

四、脑肿瘤有哪些症状

头痛一定是患脑肿瘤吗？孩子一有头痛症状是不是要马上去医院做磁共振？

孩子的健康时刻牵动着妈妈的心，不少妈妈在面对孩子说头痛时，都会慌张无措，不知道该怎么办。是立刻去医院找医生还是放宽心随它去？

首先，儿童头痛并不是一个罕见的症状，妈妈一定要冷静下来，不能先乱了阵脚。头痛只是身体的一个信号，并不一定预示着严重的疾病。因此，妈妈不需要过度担心，但是不能不以为意，任由发展。我们应该了解引发儿童头痛的原因，再采取针对性的措施。

引发儿童头痛的首要原因可能是休息不够。贪玩是儿童的天性，特别是现如今随着电子信息时代的到来，越来越多的儿童沉迷于电子产品。很多妈妈也比较溺爱孩子，经常给孩子玩电子产品，比如手机和电视。这样容易导致儿童的休息时间大幅度缩减，从而出现休息不足引发头痛的情况。如果孩子的头痛偶尔出现，妈妈可以调整一下其生活行为习惯，再观察孩子是不是不再说头痛了。如果头痛反复出现，建议及时去医院就诊排查。

其次,孩子头痛可能是感冒、受凉了。此时可能伴有发热、流涕等情况,积极对症处理,感冒好了,头痛也就好了。如果头痛还伴有头晕、恶心、呕吐、面色不好、肢体活动差、感觉障碍、精神状态差等情况,就需要及时到医院行头颅磁共振或CT等检查,排除是否患有一些脑部疾患,如脑肿瘤、脑血管病、脑囊肿、脑炎、癫痫等。

建议各位妈妈在照料孩子的过程中不要过度紧张,也不要掉以轻心,对孩子的日常行为习惯多加关注,如果有异常还是要及时去医院就诊。如有以下这些信号,请及时就诊。

儿童脑肿瘤的七大信号

1. 无明显诱因的头痛 脑肿瘤会引起颅内压增高而导致头痛,常伴有恶心呕吐,可能持续存在,也可能间断发作。如果头痛持续存在,同时查不出其他原因,建议筛查一下脑肿瘤。

2. 头颅增大 儿童患上脑肿瘤,容易并发脑积水，从而出现头颅增大，囟门不闭合。如果妈妈发现自己的孩子头颅明显比其他同龄儿童大，要引起警惕。

3. 走路不稳 孩子早就过了学走路的年龄，可是走路却歪歪斜斜，有的妈妈只是以为自己的孩子学走路比其他小孩晚，还有的以为是大脑发育的问题，其实，这也可能是脑肿瘤的症状之一。

4. 发育异常 有的孩子小小年纪就开始长阴毛，阴茎比同龄小孩明显增大，女孩乳房过早发育即出现性早熟症状。这是因为部分脑肿瘤会引起垂体及下丘脑的变化，导致激素分泌紊乱，从而出现性早熟等。

5. 视力下降 如果孩子在短时间内莫名其妙视力下降，可能是脑肿瘤压迫视神经引起的。

6. 癫痫 孩子无缘无故出现高热惊厥、癫痫发作，可能是脑肿瘤的信号。

7. 多饮多尿 尿崩也是部分脑肿瘤患者常出现的症状，应引起重视。

五、脑肿瘤可以预防吗？得了脑肿瘤怎么办

脑肿瘤可影响所有年龄段的儿童。由于儿童的身体和大脑仍处于发育阶段，因此症状和治疗方法和成人也有所不同。脑肿瘤可对孩子的神经和智力造成实质性的长期损害。

在确定肿瘤的位置、类型、程度和等级后，神经外科医生将会开始治疗。其他考虑的因素包括儿童的年龄和一般健康状况，以及对特定药物或治疗的反应。在大多数情况下，需要化疗和放疗以及手术。

儿童脑肿瘤怎么治疗？这三种治疗方法很常见。

（1）手术：大多数儿童脑肿瘤病例需要手术治疗。神经外科医生可能建议手术，以尽可能多地切除受影响的组织。例如，如果肿瘤在脑干中扩散，则完全去除它变得非常困难。在这种情况下，可能选择部分手术。

（2）放疗：放射疗法涉及通过使用高能射线破坏肿瘤细胞或让受影响的组织收缩。对于恶性肿瘤，3岁以下的孩子不适宜进行放疗，影响非常大，对孩子的造血功能、生长发育等都有危害性。

（3）化疗：化学疗法是指使用药物来消除肿瘤细胞，通过静脉注射药物、口服药物或直接将药物注射到

脑脊髓液中,其目的是阻止或减少细胞的发育。化疗是一种全身性治疗,这意味着会对全身产生影响。它可能有暂时的不良反应,如脱发、恶心、疲劳,但它的持久性不良反应比辐射少。

儿童脑肿瘤的预防

首先,远离辐射。高科技时代,手机和电子学习机等电子产品越来越多,孩子们享受这些的同时也在悄然地受到伤害,因为电子辐射源也是一种环境污染,一些脑瘤的发生可能与特定基因的缺失或突变有关,辐射是引起基因突变的重要因素之一。

其次,改善不合理饮食。长期不良的饮食结构、生活习惯等因素会导致身体酸化和人体整体功能下降,以及肾虚,肝肾同源,进而减缓代谢,阻断大脑动脉和血气凝集。此时,一些脑寄生虫和病毒会大量繁殖,而诱发脑肿瘤。

最后,避免药物滥用。药物滥用可能会对儿童造成不可预测的伤害,无论是在怀孕期间还是出生后。

第三节 孩子脑袋里的袅袅炊烟
——烟雾病

6岁的明明作为一名土生土长的四川人,是火锅的狂热粉丝,但最近只要一吃火锅腿就发软,吃完歇会腿就又好了。本来没当回事,结果这两天连筷子都拿不稳了。村里人说明明冲撞了火锅神,明明妈被气的够呛,尽管觉得大家在胡说八道,但还是带孩子去了医院检查。这一查,还真的有问题,看着报告单上的"烟雾病",明明妈皱起了眉头,这"烟雾病"是什么?怎么会一吃火锅就动不了呢?

一、什么是烟雾病

很多人没有听说过烟雾病,甚至以为烟雾病是长期抽烟或吸入雾霾才会得的病。其实,烟雾病是一种慢性脑血管疾病。烟雾病(moyamoya disease,MMD)又叫自发性基底动脉环闭塞症,主要特征是双侧颈内动脉末端及大脑前动脉、大脑中动脉起始部慢性进行性狭窄或闭塞,导致颅底出现代偿性异常血管网。烟雾状血管是扩张的穿通动脉，起着侧支循环的代偿作用，是该病的重要特征。简单说就是大脑里的大血管越来越细，自身为了代偿这种变化会在不好的血管周围长出很多小血管。没了好血管，大脑就像没了水的庄稼，会逐渐枯萎。烟雾病有两个发病高峰：青少年，年龄<10岁；成年，30～39岁，女性居多，有人种、地区和家族聚集倾向。

二、为什么会得烟雾病

烟雾病的病因尚不明确，可能与遗传相关，家族性烟雾病发病率约占烟雾病总体的10%，因此，家族中出现烟雾病患者，推荐直系亲属到医院行脑血管检查。一些存在血液血管异常的疾病如血液病、血管炎、自身免疫性疾病、发育障碍、心脑血管疾病、代谢疾病等，也有可能是烟雾病的病因。

三、烟雾病有哪些表现

以脑缺血最为常见，可表现为短暂性脑缺血发作（transient ischemic attack，TIA）、可逆性缺血性神经功能障碍（reversible ischemic neurologic deficit，RIND）或

脑梗死。其他还包括认知功能障碍、癫痫、不随意运动或头痛等。

1. 缺血性脑卒中和短暂性脑缺血发作

反复突然发作的一侧肢体无力，活动障碍，言语不清，不能说话，一过性的晕厥，看不见或看不清事物等。对儿童而言，大脑前、中动脉血管区域的症状性缺血发作通常由运动、哭闹、咳嗽、用力、发热或过度通气引起，像明明一吃火锅就肢体无力，这其实是一种短暂性脑缺血（TIA）的发作形式。

2. 脑内、脑室内和蛛网膜下腔出血

自发性颅内出血多见于成年患者，多伴有动脉瘤。

3. 其他

癫痫发作、头痛、肌张力障碍、舞蹈病或运动障碍等，但较少见。

4. 无症状

烟雾病是一种进行性疾病，主要有两个发作高峰，主高峰在5～9岁，另一高峰在35～39岁。在不发作的时候可能无明显症状。

四、烟雾病需要做哪些辅助检查

脑血管造影是诊断烟雾病和烟雾综合征的"金标

准"，其还可用于疾病分期和手术疗效评价。头颅CT和MRI可显示脑梗死、颅内出血等脑实质损害。CT血管成像（CTA）或磁共振血管成像（MRA）可显示与脑血管造影相一致的异常。另外，氙CT（Xe-CT）、单光子发射计算机断层显像术（SPECT）、磁共振灌注成像、CT脑灌注成像（CTP）及正电子发射计算机断层显像术（PET）等，可以较全面地反映患者的血流动力学损害程度。

五、烟雾病该怎么治疗

1. 非手术治疗

对烟雾病目前尚无确切有效的药物，但对于处在慢性期的孩子，针对卒中危险因素或合并疾病的某些药物治疗可能是有益的，如血管扩张剂、抗血小板聚集药物和抗凝药等，但需要警惕药物的不良反应。长期服用阿司匹林等抗血小板聚集药物可能导致缺血型烟雾病向出血型转化，一旦出血不易止血，对预后不利。

2. 手术治疗

颅内外血管重建手术是烟雾病和烟雾综合征的主要治疗方法，对于该病不论是出血型或缺血型，目前较一致的观点是一旦确诊应尽早手术，但应避开脑梗死或颅内出血的急性期，一般为1～3个月。对于缺血型为主的儿童烟雾病，血管重建术可以改善脑血流、减轻缺血性损伤的程度、减少发作频率、降低脑梗死的风险、改善术后的生活质量和脑功能。

（1）直接血管重建术：一般将颞浅动脉与大脑皮质血管吻合，间接血管重建术利用头皮、颞肌、硬脑膜等与大脑皮质血管融合，随访3～4个月，术后几乎都能形成融合血管。① 颞浅动脉-MCA分支吻合术，最常用；颞浅动脉-ACA或颞浅动脉-PCA吻合术可作为补充或替代，当MCA动脉分支过于纤细或者缺血区位于ACA或PCA分布区时选择应用；② 枕动脉或耳后动脉-MCA分支吻合术，在颞浅动脉细小时可以选用；③ 枕动脉-PCA吻合术，主要改善PCA分布区的血流灌注，较少应用。

（2）间接血管重建手术：儿童患者更多实施的是间接血管重建术——脑-硬脑膜-动脉-肌肉血管融合术（encephalo-duro-arterio-myo-synangiosis，EDAMS）。

EDAMS就是神经外科医生在显微镜下将蜿蜒曲行细如铁丝的头皮下动脉游离出来，然后打开颅骨和脑膜，把动脉直接贴敷在脑组织上，并促使软脑膜广泛开放沟通，这样血管就会逐渐长入缺血的脑组织，孩子的脑部症状会逐渐好转。为什么会选择EDAMS作为首选手术方案呢？据了解，儿童和老年人均可罹患烟雾病，但两个人群的病理改变和治疗方案不尽相同，儿童多为缺血，老人多为出血；儿童血管细，不易吻合，贴敷后就能长入发育中的脑组织，改善脑缺血，而老人血管硬化，需要直接搭桥做血管吻合才能达到供血效果。

六、烟雾病可以不治吗

答案是：肯定不行！

烟雾病的自然病程往往是进展性的，血管病变通常会随着广泛的颅内大动脉闭塞及侧支循环形成而加重。由于反复的缺血性脑卒中或出血，患者常会出现认知功能及神经系统功能减退，年龄较小的孩子病情进展更快速、脑梗发生率更高且脑梗后恢复更差。在这里提醒各位妈妈，如果怀疑孩子患有烟雾病，应早诊断早治疗，莫让自己的一时犹豫，毁了孩子一辈子。

七、刚做完手术时效果很好，但没几天病情又加重了，是怎么回事

这种情况很常见，一般有两种可能。① 高灌注综合征：可能是由于搭桥后脑血流重新分布，长期缺血的脑

组织在短期内无法适应大量的血流灌注，可通过影像学检查进行确认。②脑梗或脑出血：多由于长期缺血的脑组织再灌注导致的损伤而引起。

八、术后居家护理

（1）让孩子保持心情愉快、情绪稳定，避免精神紧张及高声喊叫。

（2）避免剧烈运动，学校里不参加吹号、吹笛等过度换气的课程，防止吻合口渗漏及颅内出血。可适当进行体育锻炼和运动，不建议游泳及长跑，注意劳逸结合。日常生活中，注意扭头和仰头时，动作不要过猛。

（3）合理饮食，宜进食低盐、低脂、高蛋白质和含有丰富维生素的饮食，避免辛辣刺激食物，保持大便通畅。限制动物油脂的摄入，注意粗细搭配、荤素搭配。

（4）在生活上要注意根据天气情况为孩子增减衣物，避免感冒受凉。

（5）近视眼的孩子避免眼镜腿过紧，防止脑缺血。

（6）发现肢体麻木、无力、头晕、头痛、复视或突然跌倒时应引起重视，及时就医。

这回妈妈们了解烟雾病了吗？当孩子不明原因头晕、时常跌倒、手脚无力时千万不可大意，及时带孩子去医院神经外科就诊查明原因，早诊断早治疗才是明智的选择。

第四节 谨防颅脑外伤,妈妈应该"长点儿心"

"坐车抱着我,不是爱我,是害我!"爸爸开车,妈妈抱着5个月的悠悠坐在后排,途中发生追尾,悠悠从妈妈手里脱出,头撞在了前排座椅。当时悠悠的头看上去没有受伤和出血,但是却精神反应越来越差,逐渐出现昏迷症状。这是怎么了?这就是常见的婴幼儿颅脑外伤。

一、常见的婴幼儿颅脑外伤有哪些

1. 头皮血肿

婴幼儿头皮损伤的特点是出血在头皮下聚集。由于小儿头皮比较疏松,血管丰富,损伤后可引起广泛的头皮下出血,出现血肿。

(1)血肿特点:通常较小,局限在直接受损部位,明显高出皮面,触压时没有明显痛感。血肿较小时对小儿不会造成危险,血肿较大时有可能出现问题。

(2)如何处理:一旦小儿出现面色苍白、精神淡漠、脉搏快速等症状时，应及时至医院就诊处理。小的头皮血肿在受伤初期不要用手揉搓，更不要热敷，因为出血24小时内热敷可加速局部肿胀，使血肿扩大。宜在出血急性期的24～48小时以内局部冷敷，之后再行热敷，大部分头皮血肿可在2～3周内完全吸收。

2. 颅骨骨折

孩子颅骨较薄，富有弹性，伤后易变形，发生凹陷性骨折时孩子的头顶就会出现个小坑（俗称"乒乓球骨折"）。遇到此现象，也要马上去医院就诊，让医生检查，并作CT扫描，可以明确骨折的范围、程度，由医生决定是否需要手术。凹陷骨折＞5毫米要手术复位，不然会引起继发性癫痫。而<5毫米可以观察，大部分随着时间的延长，都能自行复位。颅骨不同部位的骨折，临床表现也不同。

3. 脑震荡

（1）特点：婴幼儿脑震荡多因坠床而发生，可伴有颅骨骨折，但意识障碍并不明显。通常孩子坠地后立即哭吵，随后安静一段时间；几分钟或数小时后又开始烦躁、呕吐，并伴面色苍白，肢体湿冷等症状。呕吐在伤后数小时内常十分顽固。与此同时，意识状态开始恶化，孩子倦怠懒动，嗜睡或昏睡。

（2）处理：对于婴幼儿脑震荡，多数无需特殊治疗。对有颅骨骨折和持续呕吐者,需要观察一段时间。对嗜睡,呕吐,癫痫发作,前囟饱满,心动徐缓者,应行头颅CT扫描检查。外伤当时发生癫痫,以后未再发作者,无需特殊治疗。而外伤以后经过一段时间(如1小时)发生癫痫者,需用抗癫痫药持续治疗稍长时间。

4. 颅内血肿

颅内出血是颅脑损伤中最危险的继发性病变,婴幼儿颅内血肿的发生率较成人低,可能与婴幼儿特殊的生理解剖及病理变化有关。如果出血速度慢,血肿体积小,代偿能力强及脑水肿,肿胀反应轻者,无需特殊治疗,血肿大都在1月内自行吸收。如果颅内血肿较大,压迫推移脑组织,引起进行性颅内压增高,危及孩子生命,需手术治疗。婴幼儿伤后出现烦躁不安,频繁呕吐,伴有轻度的呼吸加速,脉搏加快或体温上升,同时随着时间的延长,孩子逐渐出现昏迷,轻偏瘫及癫痫等症状时,应立即至医院就诊,行CT检查了解颅内出血情况,并由医生决定治疗方案。一般颅内出血,只要及时诊断与手术,预后是良好的。

二、婴幼儿出现头颅外伤后,需要做检查吗

婴幼儿头颅外伤后,出现意识、精神等改变,需要

影像学检查，一般选择头颅CT检查。

1. CT诊断对颅脑损伤有独到之处

通过不同层面的扫描全面显示颅内病变，可对颅脑外伤孩子的病损类型，病变部位，累及范围，病理形态等作出快速、准确、无痛苦、无创伤的诊断，对判断病期，指导治疗，估计预后有重要价值。

2. CT扫描的辐射量是否会对孩子生长发育产生影响

从医学的角度来讲，CT扫描是安全的，它产生的辐射在人类可以接受的范围之内，对健康不会构成威胁。所以，偶尔做CT扫描对孩子今后的生长发育不会有任何影响。

3. CT检查没有异常发现，是否就可以放松警惕

由于婴幼儿头颅发育特点，外力和损伤的程度常不成比例，有时很轻的外力可致严重的脑外伤。所以孩子在受伤后短时间内，一般状况良好，伤后CT扫描正常时，也不应掉以轻心。因婴幼儿头颅外伤后病情反应能力较成人慢，但发展速度较成人快而重，神经系统检查也较难配合，所以一定要在伤后密切观察3～5天，一旦出现症状加重，及时至医院就诊。

三、危险就在身边,婴幼儿颅脑外伤的常见原因是什么呢

婴幼儿颅脑损伤最常见的原因是跌落伤,这与监护人对安全的疏忽有关。比如很多妈妈抱着孩子一个不留神摔一跤,导致孩子也摔倒在地,还有一些妈妈把婴儿放在床上,婴儿一翻身从床上跌落。以上只是最普通的两个例子,但却是我们身边经常发生也是容易被忽视的,所以对婴幼儿监护人加强安全防护措施的宣教,使之了解婴幼儿颅脑损伤的知识及防范措施是降低婴幼儿颅脑损伤发生率的根本所在。

四、儿童颅脑外伤如何处理

(1)原地观察:① 有无意识障碍,如果昏迷,记录昏迷时间。② 有无局部青肿鼓包,头部有无凹陷。③ 如果有颈部及肢体活动障碍,千万不要搬动。④ 如果出血,观察出血速度、部位及创面大小,有条件的及时止血。⑤ 有无其他情绪和行为上的异常。

(2)搞清情况:① 跌倒时的情况,落地的高度及地面的硬度。② 落地的姿势,主要受伤的部位。

（3）以下情况必须立刻就医：① 意识丧失，呼喊、拍脚底没有反应；② 神志不清，语言、举止模糊；③ 身体平衡感变差，四肢无力；④ 眼睛斜视，瞳孔大小不一，视物模糊；⑤ 大量出血难以止住，耳朵或者鼻孔有流血、流液；⑥ 脸色苍白，反复呕吐；⑦ 任何与平时异常的情况。

五、儿童颅脑外伤应该如何预防

儿童生性好动，又缺乏自我保护能力，因此儿童颅脑外伤的发生率高于成人。而颅脑外伤往往会造成较为严重的后果，希望整个社会都能保护少年儿童，尽最大可能避免颅脑外伤的发生。

（1）孩子的监护人用心看护，责无旁贷。时时刻刻要有安全意识，尤其是处于陌生环境，要清醒地意识到哪里可能存在危险，从而避免孩子受伤（图2-2）。要教育孩子哪些动作、哪些行为是危险的，或者说可能存在危险。比如拿着比较尖锐的

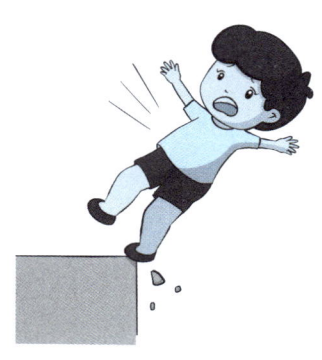

图2-2 摔倒

东西行走或奔跑。孩子天真烂漫，可能会模仿电视、电影或文学作品中的一些动作，妈妈需要及时引导。

（2）努力培养孩子的交通安全观念。过马路时看信号灯和穿横道线，不乱穿马路，不抢道和争道，过马路时不奔跑和打闹。同时大人应做好模范作用。

（3）骑自行车，玩滑板车、轮滑等都必须佩戴护具（图2-3）。比如护膝、护肘、头盔等。不要抱有侥幸心理，觉得孩子天天玩，一定不会出事，往往意外就会在这时出现。

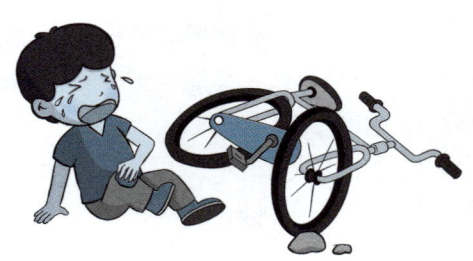

图2-3　骑车摔倒

（4）全体社会成员也应培养保护孩子的意识。无论是驾驶机动车还是非机动车，在孩子密集区域，均应低速、礼让和克制，不争不抢。希望全体社会成员共同努力，尽最大努力避免孩子受伤。

第三章

泌尿系统常见疾病的护理

小儿泌尿外科涉及病种较多，以治疗先天畸形为主，常见的为包茎、鞘膜积液、隐睾、尿道下裂、肾积水等，也会有膀胱外翻等较复杂的疾病。有些畸形没有临床症状，也没有相关的并发症，不影响生活，也可终身不被发现，不需特殊处理。有些畸形虽然前期没有症状，孩子也不懂得正确表达自己的体会，妈妈也不易发现，但是后期可能会影响孩子的发育和功能。本章会教会爸爸妈妈们怎么样去辨别孩子的一些不正常的表现，也会给出相应的建议，给家长居家照护一些参考。同时本章也会提及一些容易被家长忽视，但后果较为严重的阴囊急症，希望通过本章内容能够让爸爸妈妈们早期识别孩子的异常发育，必要时及早地前往专业的医院就诊，不要耽误孩子最佳的生长发育期，为孩子的身心健康发展提供必要的照护指导。

第一节　包皮那些事儿

3岁大的小宾尿尿时"小鸡鸡"像吹气球似的鼓起，胀到橄榄大小，一口气尿好远，尿完了，"气球"又泄了，再细看，尿道口有点红。林女士带着小宾去了医院，医生说，小宾的"鸡鸡"发炎了，这是因为包皮包住了尿道口，撒尿时尿液被包皮阻挡，储留在阴茎和包皮间，形成鼓包，尿液流净后鼓包便消失。医生说，这是典型的小儿包茎，应尽快割包皮。这个时候妈妈就犯难了，到底割不割？下面我们来了解一下包皮的"那些事"。

一、包皮的作用

包皮是指位于阴茎前端包住阴茎头（龟头）的那层皮，虽然只有那么几平方厘米，却颇为重要。包皮本身是有保护作用的，特别对于青春期发育之前的男孩而言，包皮可以包住龟头，保护龟头在摩擦中不受意外伤害，减少外界对阴茎头的损伤，同时还可以分泌一些杀菌的酶，起到一定的防菌作用。

随着医疗的普及以及信息的发达,越来越多的妈妈开始关心孩子的包皮,但对于包皮过长、包茎及包皮嵌顿,没几个妈妈能说清楚。

二、如何分辨包皮过长与包茎呢

1. 包皮过长

包皮完全覆盖阴茎头及尿道口,但包皮口挺大,很容易就能翻上去,完全显露阴茎头。外观看起来,就像阴茎穿了个"高领套头衫"。

2. 包茎

包皮口狭小,没法翻转到冠状沟上,阴茎头不能完全显露,就是包茎。您也可以理解成阴茎穿了"连帽卫衣"(图3-1)。

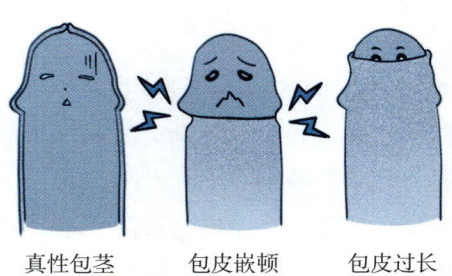

真性包茎　　包皮嵌顿　　包皮过长

图3-1　包茎与包皮过长的辨别

3. 包皮嵌顿

包皮嵌顿多见于包茎。包皮被翻开后,狭窄的包皮口形成紧束的狭窄环,紧紧地箍住阴茎。

三、什么样的阴茎需要手术

要想确诊当然还是要到医院检查,不过各位妈妈不要着急,不是所有包茎都需要治疗。新生儿及婴儿的包皮与阴茎常有上皮粘连,一岁以内上皮粘连可逐渐被吸收,包皮与阴茎头便自行分开,大多数幼儿1~3岁时,随着阴茎发育与勃起包皮乃可上翻而露出龟头,这属于正常发育过程。所有婴幼儿期的包茎,如果无排尿困难、包皮感染等症状,大多数不必治疗。

但如果超过3岁,包皮与龟头仍粘连,那妈妈们一定要注意了。3~12岁及未发育青年,如有下列情况必须及时治疗:

(1)排尿不畅,包茎口径非常小,排尿时包茎口呈球状;

(2)包皮与龟头粘连,包皮不能上翻,即继发性包茎;

(3)包皮外可看到或摸到白色小物,即尿液积留在包皮囊内形成豆腐渣样包皮垢,进而形成的结石;

(4)包皮嵌顿需要及时送医,处理不及时,会有阴茎坏死的可能;

(5)尿道口有炎症,引起尿频,时间久了引起遗尿症;

(6)反复包皮炎(包皮红肿、流脓)和泌尿道感染(尿频、尿急、尿痛);

(7)容易合并尿路感染的膀胱输尿管返流孩子,也可以考虑割包皮;

(8)其他问题:比如,包皮上有血管瘤或者包皮撕裂伤。

四、手术的选择及护理

可以采用传统的方法进行包皮环切,也可以选择用包皮环或者包皮吻合器来进行手术。后两种方法手术方式更为简单,切口比较整齐,缺点是价格比较高,后期恢复相对较慢,但是恢复好了以后包皮的外观通常比较美观。

小孩做包皮术也是一种很常见的现象,由于小孩的包皮过长或者不好清洗等情况,从而选择做包皮术来改善这些症状。虽然是一个比较小的手术,但是对小孩的身体也有一定的危害。手术后一定要做好护理,以免给小孩造成不良影响，并且减少小孩手术后出现并发症。

那么，小孩包皮术后如何进行居家护理呢？

（1）注意休息：小孩做完包皮术后不要做剧烈的运动，多卧床休息，减少活动，尽量不要接触到伤口，避免引起疼痛和再次出血。

（2）术后3～5天可正常淋浴洗澡，穿宽松裤子，避免摩擦刺激。

（3）注意伤口感染：需要观察伤口有没有感染，伤口是否正常。术后可能出现尿痛及龟头上黄色分泌物，为包皮龟头粘连分离后创面的渗出，是正常现象，可以用呋喃西林消毒，减轻局部包皮水肿，多喝水，鼓励排尿。手术后2～3周肿胀就会完全消退，孩子就可以正常活动。平时要注意伤口的清洗，小便后要注意卫生，以免弄湿伤口，保持伤口的干燥。

（4）注意饮食：包皮术后小孩的饮食也是很重要的一点，要清淡饮食，多吃水果和蔬菜，注意营养均衡，少吃油腻的食物，忌辛辣刺激性的食物，有利于伤口的恢复。

（5）术后有疼痛，可分散注意力：通过看书、听音乐、讲故事等缓解。如果难以忍受，可以适当使用复方利多卡因软膏，涂阴茎部和大腿两侧，还可口服泰诺林或美林，半小时后逐渐发挥作用。

五、术后常见问题及随访

小孩包皮术后一定要按照医生的嘱咐,定期地做术后的康复检查,使小孩更好更快地恢复。

① 包皮环切器脱落时间一般为2～4周,若4周未脱落,及时就诊。② 使用包皮吻合器的孩子,1个月左右缝合钉就开始逐渐脱落,一般2个月可以脱落完毕,只有个别孩子需要来医院拆除缝合钉。③ 如果恢复期间出现不良反应,比如出血过多或者出血时间长等情况,要加以重视及时去医院做全面的检查,并做相应的治疗。平时也要注意让小孩保持好的心态,积极配合医生的治疗。

包皮嵌顿居家如何处理

包皮嵌顿是由于包皮外口太小,龟头露不出来,突然使劲往外露,使包皮口狭窄地方卡在龟头下面不能复位。

包皮嵌顿出现后，建议用润滑剂、食用油抹在龟头上，尝试让包皮自行复位。若不能自然复位，建议立即就医处理。因嵌顿时间过长，可能会造成红肿，再想复位很困难，需要手术。

第二节 消失的蛋蛋
——不可忽视的"隐睾"

妈妈心急火燎地来到专家门诊,"医生,您看呀!我家孩子右边这个蛋蛋怎么那么小呀?而且好像两边还不对称。我们生下来没有在意,现在6个月了,今天去到儿保检查,医生跟我们说让我们带过来看一下。"医生检查发现,孩子的右侧阴囊是空虚的,没有睾丸,左侧睾丸在阴囊内。查体没有摸到睾丸的位置,随即给孩子开了一个B超检查。很多妈妈会困惑,为什么同样都是隐睾的诊断,有的孩子需要做B超,有的不需要,有些孩子一次手术就做好了,而有些孩子治疗起来却很复杂。接下来,我们就来一探究竟,解答大家的各种疑惑。

一、睾丸的回家之路(睾丸的胚胎发育)

一般地说在正常的情况下,睾丸在发育过程当中会从腰部腹膜后面下降到阴囊内,如果睾丸没有正常下降或者没有完全下降,造成阴囊内部没有睾丸或者只有一侧有睾丸，这种情况就是隐睾症了。一般情况下，在出生前完成下降过程。睾丸是男性的生殖器官，正常男性有两个睾丸，呈卵圆形，位于阴囊内，通过睾丸纵隔分开，左右各一。睾丸长为4～5厘米，厚为3～4厘米。睾丸的主要的功能有两个，一是内分泌功能，二是生精功能（图3-2）。

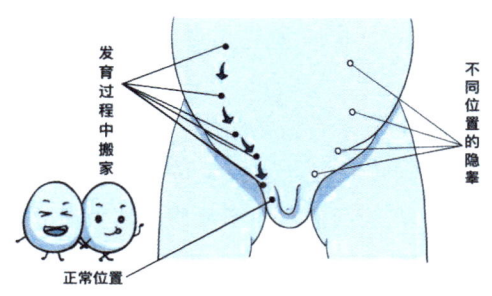

图3-2 睾丸的回家之路

二、为什么同为"隐睾"，治疗方法却不同

隐睾又称睾丸下降不全，是指出生后睾丸一侧或两侧未下降至阴囊，包括睾丸下降不全和睾丸异位。临床上绝大多数隐睾为睾丸下降不全，是小儿最常见的男性生殖系统疾病之一。隐睾症分成可触及和不可触及睾

丸两大类，临床上也依睾丸是否可触及和睾丸位置而有不同的处理。回缩性睾丸原则上只需观察随访即可，因为回缩性睾丸已完全下降，但因提睾肌的强烈反射导致睾丸滞留在腹股沟内。但是有少部分严重的回缩睾丸的患者，最后会变成后天的睾丸未下降，仍需手术治疗。双侧无法触及的隐睾症以及合并性别分化异常者（如合并严重尿道下裂），则需进一步做内分泌检查及基因评估。根据睾丸所在的位置可将隐睾分为以下几种。

（1）腹腔内睾丸：睾丸位于内环上方。

（2）腹股沟管内睾丸：睾丸位于内环和外环之间。

（3）异位睾丸：睾丸偏离从腹腔至阴囊的正常下降路径。

（4）回缩睾丸：睾丸可推挤或拉入阴囊内，松开后又上缩至腹股沟处。

因睾丸位置不同，距离阴囊的长度不同，就导致其手术方法不同。

三、怎样早期发现隐睾

（1）看：看两侧阴囊是否对称，以及阴囊发育大小，如果一边大、一边小，而且特别明显，要引起重视，及时去医院寻求医生帮助。

（2）摸：摸一下阴囊内是否有类似花生米大小的组织，如果没有则应及时就医。

（3）辅助检查：医院就诊，通过医生的触诊结合B超即可确诊。

四、如不治疗，有哪些危害

（1）癌变：隐睾的孩子发生生殖细胞肿瘤的相对危险高于正常人，隐睾治疗的年龄与睾丸恶性变的相对危险呈正相关，睾丸未降的位置越高，恶性变的风险越大。

（2）不育症：大龄患者睾丸组织学结果风险大，单侧隐睾者精液分析一半异常，双侧隐睾75%精液分析异常。

（3）睾丸扭转：由于隐睾及其系膜间解剖学异常，更易发生扭转、受到损伤。

（4）睾丸损伤：隐睾大多数是睾丸在下降的过程中没有有效地降落在阴囊内，导致半路"卡位"。此时睾丸不仅失去在阴囊内部自由活动的环境，而且位置相对比较固定，一旦下腹遭受撞击或是外伤，对睾丸的伤害是很大的，容易造成睾丸损伤。

五、隐睾手术的选择

对于6个月以内的婴儿,睾丸发育无异常或者短时间内没有发生睾丸萎缩的情况,可暂时以观察为主,因为后期随着生长发育,睾丸可能会自行下降至阴囊。但是,对于超过6个月大的婴儿,尤其即将到1岁时,由于治疗最晚不宜超过18个月,所以需要及时采取相关措施。

六、手术后的注意事项

(1)活动:术后第一天即可下床轻微活动,不要剧烈运动,以免增加腹压,影响手术部位的愈合。

(2)饮食:术后可以多吃一些含纤维素高的食物来预防便秘。

七、术后居家护理

(1)术后不宜剧烈运动。

(2)保持愉快的心情,养成良好的生活习惯。

(3)进食高蛋白质、高纤维素、易消化的食物,提高机体抵抗力,防止便秘。

（4）如伤口出现剧烈疼痛，应及时就诊，一个月后随访B超，监测睾丸的发育情况。

八、术后常见问题及随访

1. 多久能恢复

隐睾手术后的恢复时间取决于隐睾的手术方式。对儿童隐睾的下降固定来说，手术后需要小朋友卧床2～3天，以防下降固定的睾丸受到张力，再收缩回去或者会影响它的血供。对于隐睾切除的患者来说，一般手术当天就可以下床，第2天就可以回家，或者是做日间手术。

2. 手术后疼痛不止怎么办

隐睾手术后肯定会疼痛，主要是伤口疼痛，隐睾手术是小手术，手术创面也不是特别大，但是对于儿童疼痛可能就比较明显，建议疼痛时给予止痛药物，遵医嘱执行。建议隐睾手术后，有疼痛时排除疾病因素外再使用药物。同时应该注意伤口是否有红肿、是否有渗液、是否有出血现象，固定隐睾的地方是否有明显的肿大，是否有血肿。

3. 术后还会复发吗

小儿隐睾手术只要做得比较成功，一般不会再出现复发。

4. 术后能参加体育课吗

隐睾手术之后不能够多走动。做完隐睾手术之后建议尽量多躺在床上，因为这个手术是将睾丸拉回到阴囊里面，然后再进行固定。如果手术之后就多走，有可能会导致固定失败，甚至有可能会导致睾丸进一步萎缩或者回缩。所以，做完手术之后，建议尽量卧床休息，可以将阴囊适当地抬高。同时，如果多走，会导致患者出现疼痛的临床症状，对手术之后的恢复比较不利。

现在已经了解了隐睾的科普小知识，生活中希望妈妈能够加以重视，当发现孩子患上这种疾病的时候不要乱了手脚，要注意及时治疗，如果对于孩子的病情有困惑，可以及时咨询医生，早发现，早治疗，一起守护，让孩子健康的长大。

隐睾手术后会影响生育吗

孩子在2周岁之前做隐睾手术，一般不会对以后的生育产生不良的影响，妈妈无需过度担心，术后注意做好护理工作很重要，保持手术部位清洁干燥。在2周岁以后做隐睾手术可能会对生育产生不利的影响。

第三节 儿童阴囊红肿需谨慎
——浅谈"阴囊急症"

急诊异常忙碌，突然，在嘈杂的诊室里走进来一位走路略微吃力的大男孩，"医生呀！您快帮我们家孩子看看吧！我们孩子从早上就说肚子疼，我也没太在意，就让他去上学了，谁知道放学回来他说他蛋蛋很疼，我一看，又红又肿，这可怎么办呀？"心急如焚的妈妈一气呵成又条理清晰地向医生讲述了孩子一天的经历，医生查体后立即开了个加急B超。

门急诊中经常会碰到小男孩"蛋蛋"突然疼痛到医院就诊，很多医院会给出不同的诊断和处理，殊不知这里面存在很大的风险，稍不留神就会造成终身遗憾。其实有相当多原因都能引起小朋友"蛋蛋"疼，有些不需要手术，有些则需要立即手术治疗。我们统称为"阴囊急症"。

顾名思义，"阴囊急症"是指以阴囊急性疼痛和红肿为特征的临床表现。由于"阴囊急症"确有丧失睾丸的潜在危险，所以妈妈们一定要对孩子的主诉引起重视和警惕——"啊，爸爸，我的蛋蛋突然好痛呀""妈妈，我不舒服，下面又红又痒的"。

然而"阴囊急症"的准确诊断时常受到限制，较为常见的睾丸扭转、睾丸附件扭转、睾丸炎、附睾炎、睾丸阴囊外伤等疾病都可表现为急性阴囊肿痛，所以往往容易造成错诊、误诊。目前超声检查是"阴囊急症"首选的诊断方式。接下来，我们就一起来学习和认识"阴囊急症"。

一、睾丸扭转

睾丸扭转是阴囊急症中最严重的一种，发病6小时后即可出现睾丸坏死。睾丸扭转可发生于任何年龄，多发于新生儿期和青春期。新生儿期主要是由于睾丸鞘膜与相邻的肉膜之间没有良好的固定所致，因此导致睾丸、精索扭转，引起严重缺血、坏死从而丧失睾丸。青春期则是因为活动量的增多，睾丸体积迅速增大，出现睾丸扭转的机会增大（图3-3）。

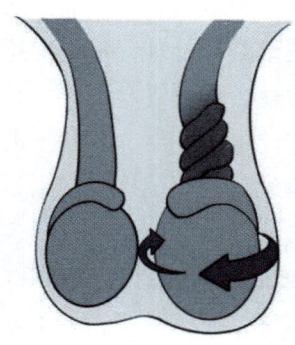

图3-3 睾丸扭转与正常睾丸的区别

1. 睾丸扭转表现为睾丸肿痛、睾丸位置抬高或角度异常

发病突然，常在睡眠中被痛醒，初期表现为隐痛，之后疼痛加剧，并变为持续性剧痛，常伴有恶心、呕吐、下腹部疼痛等症状，该病容易被误诊为急性睾丸炎和急性附睾炎，治疗不及时可能导致睾丸坏死或不可逆性萎缩。

2. 一旦怀疑睾丸扭转，应尽快前往医院进行复位手术并固定睾丸

在去往医院的路上，暂时不要给孩子进食进水，为可能需要进行的急诊手术做好准备。如果送医及时，睾丸血流恢复，则可将睾丸和阴囊固定缝合，防止再次复发；如果睾丸血供无法恢复，坏死、萎缩不可避免，则会在充分征求妈妈的同意后切除坏死睾丸并对对侧睾丸进行固定。

3. 术后需要适当休息，但也不可久坐或长时间卧床

应适当活动，改善血液循环，促进伤口愈合。同时保持伤口敷料清洁干燥，避免感染。

二、睾丸附件扭转

睾丸附件扭转是最常见的阴囊急症。与睾丸扭转不同，附件为胚胎发育过程中的残留物，无生理作用，对睾丸本身不会造成血供障碍。

1. 睾丸附件扭转好发于青春期前

因活动频繁，外伤机会增多导致。发病一般较缓和，在一两天内逐渐加重；但也有疼痛剧烈、急性发作的。表现为阴囊突发的疼痛，一般为钝痛，也可为绞痛，疼痛的程度不一。

2. 早期可进行保守治疗

通过托起阴囊、卧床休息、口服消炎药使症状缓解，一般病程在两周左右，预后良好，并且无后遗症。

3. 如果保守治疗效果不明显，则需要进行手术探查

切除缺血坏死的睾丸附件，松解水肿的精索筋膜以减压、消除水肿从而消除症状。

三、睾丸炎和（或）附睾炎

睾丸炎是较为常见的睾丸炎性改变，可发生在儿童任何年龄。多由细菌感染造成，个别病毒感染也会引起（腮腺炎）。主要表现为突然的阴囊红肿热，触痛明显，个别伴有发热。B超显示睾丸肿大，血运丰富。治疗通常以消炎为主，口服或者静脉应用抗生素，卧床休

息，抬高阴囊，一般7～10天症状与疼痛消失，4周后可恢复正常大小和质地，很少有并发症发生，无需手术治疗。

（1）附睾炎与睾丸炎一样是由细菌感染引起。患附睾炎的儿童附睾肿胀疼痛，大多伴有睾丸炎。严重者整个阴囊及会阴部浸润性红肿，尿常规、尿培养可见脓尿、菌尿以及白细胞增多。主要发生于年龄偏小的儿童，临床表现及治疗方法与睾丸炎相同。这里妈妈们要警惕了：低龄的儿童如果反复发作附睾炎要注意有无泌尿生殖道畸形，例如异位输尿管、后尿道瓣膜等。

（2）难以明确诊断或者药物不能控制的急性附睾炎。附睾肿胀明显，包膜过紧压迫附睾导致疼痛的情况下，则需进行手术治疗，切开包膜以减压，不仅可以减轻疼痛亦可缩短病程。

四、急性鞘膜炎

急性鞘膜炎是指鞘膜囊内感染积脓，一般因腹腔内或睾丸、附睾有炎性改变所致。合并有全身感染症状，如发热、外周血细胞计数升高等。阴囊弥漫性红肿，常伴有睾丸鞘膜积液。主张积极的手术切开引流治疗，能迅速缓解临床症状，缩短病程，并减少炎症所致的远期并发症。

五、阴囊外伤血肿

进行体育锻炼、发生交通事故、从高处跌落均有可能导致阴囊部位发生外伤，造成阴囊部位出现血肿。阴囊血肿的处理措施需要视伤势而定。

1. 保守治疗

若外伤所导致的血肿比较稳定，血肿体积不是很大，小朋友情况良好，一般情况下可采用冷毛巾或冰袋，给阴囊部位冷敷，有助于收缩血管、减少局部出血、缓解肿胀，24小时后可热敷阴囊。血肿可以稳定并且逐渐吸收。

2. 手术治疗

① 若阴囊部位血肿体积较大，经医生检查后可将血肿切开，进行引流，并在切口处填塞纱条，进行压迫止血。② 若外伤严重，阴囊血肿体积增大且伴有剧烈疼痛，小朋友甚至出现心慌、面色苍白、心率增快等体征，很有可能是动脉破损，应及时进行手术探查。③ 如果血肿的同时还怀疑有睾丸、附睾损伤，也应及时进行手术探查，以便修补睾丸、附睾。

如何保护好男孩子的"宝贝"

1. 对孩子进行正确的引导和教育,提高对睾丸的保护意识。

2. 注意卫生,经常清洗、认真清洗,尤其是包皮过长的孩子,要经常清除污垢。

3. 在进行一些容易造成睾丸损伤、压迫及剧烈震荡的运动时,尽量避免危险动作。

4. 积极防治腮腺炎,腮腺炎容易导致睾丸炎,会破坏睾丸内生殖细胞的功能。

5. 睾丸阴囊是需要一定的温度条件的,经常穿过紧的裤子,会升高局部温度,影响精液生成。

6. 冬天注意裆部保暖,避免温度过低引起提睾肌痉挛,而诱发睾丸扭转。

7. 养成正确的睡眠姿势,避免压迫睾丸。

第四节 迷路的尿道开口
——不能迷糊的爸爸妈妈

"我们家孩子刚开始生下来的时候就感觉他的阴茎有点短,上面的皮都皱巴巴的,当时包着尿布,我们也没太注意。那天我给他洗澡的时候,我抱起他,他尿在洗澡盆里了,我就看到他的尿都流到身上了,尿尿的时候,小阴茎也不抬起来的。"

这是一个3个月孩子的妈妈来到泌尿外科门诊时诉说的碰到的问题。尿道开口异常是很多妈妈甚至很多医务人员都不太熟悉的一类疾病。那么为什么会发生尿道开口异常呢?发现尿道开口异常应该怎么办呢?下面我们一一解答,助你成为不迷糊的爸爸妈妈。

一、尿道开口为什么会迷路

阴茎筋膜和皮肤形成是在孕期的8~14周,尿道下裂的孩子在发育过程中其阴茎筋膜和皮肤未能在阴茎腹侧正常发育,尿道沟融合不完全时,可形成尿道下裂。

尿道下裂是一种因前尿道发育不全而导致尿道开口

达不到正常位置的阴茎畸形，即开口可出现在正常尿道口至会阴部的连线上，且部分并发阴茎下弯，其是小儿泌尿系统中常见的畸形，使孩子无法正常排尿，如不治疗成年后会影响性功能及生育能力。

有些妈妈会有担忧，孩子尿道下裂是否跟孕期羊水过多有关，目前的研究认为其没有明确的关系。多数的尿道下裂病例没有明确的病因，大部分学者认为有多个因素参与尿道下裂的形成。尿道下裂可能是由于在妊娠过程中，雄激素生产不足或者对雄激素不敏感，或者在孕期接触过一些化学物质。早产儿、低体重儿等都有可能有尿道下裂。有少数的病例可能是单基因突变引起，而文献中报道的多数病例与产妇高龄、内分泌水平、抗癫痫药、低体重儿、先兆子痫以及其他环境因素相关。

二、迷路的尿道开口多吗

尿道下裂是小儿泌尿系中常见的先天性畸形。国外报道在出生男婴中发病概率为每300个男孩中就有1个。国内报道在新生儿健康筛查中发生比例约为3/1 000。其是继隐睾后男性第二常见的先天性疾病，其发病率存在地区和种族差异。

三、如何判断孩子是否是尿道下裂

典型的尿道下裂有三个特点：① 尿道开口异常。尿道口可开口于从正常尿道至会阴部的任何部位上。有一些尿道口有轻度狭窄。若尿道口不易看到，可一手垂直拉起阴茎头背侧包皮，另一手向前提起阴囊中间处皮肤，可清楚观察到尿道开口。其尿线一般向后，故孩子常不能站立排尿。② 阴茎下弯，即阴茎向阴囊侧弯曲。③ 包皮分布不均匀，即阴茎靠近腹部的包皮较多，而靠近阴囊侧的包皮较少。

那么我们爸爸妈妈怎么判断孩子是不是尿道下裂呢（图3-4）？

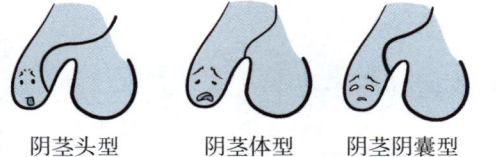

阴茎头型　　　阴茎体型　　　阴茎阴囊型　　　会阴型

图3-4　尿道下裂分型

（1）外观异常。外观看起来跟正常孩子的阴茎是有差异的。

（2）尿道开口异常。孩子的尿道开口不在阴茎的头上。

（3）包皮不能完全包裹阴茎。爸爸妈妈可以提起阴茎，下面的阴茎是没有包皮包裹的。

（4）孩子尿线向后。爸爸妈妈留意下孩子，排尿时尿线不能往前，会往后。

四、迷路的尿道开口会带来哪些危害

（1）排尿障碍。严重者需要像女性一样蹲位排尿。

（2）性交障碍。异位开口会导致射精障碍。

（3）心理畸形。尿道下裂的孩子，学龄期害怕同龄人嘲笑阴茎畸形或者排尿不正常，常有内向，自卑，社交障碍等。

（4）家庭阴影。生有尿道下裂的孩子，父母亲常会担心孩子以后的生活和生育，以及在意周边亲戚朋友的目光。

五、尿道下裂分男女吗

尿道下裂多数人认为只有男孩子才会有，其实女孩子也会有，但女孩子的尿道下裂比较少见，也是女性的尿道开口异常，这一类患者尿道开口往往位于正常尿道偏向后的位置，临床上大多数孩子没有任何症状，往往在留置导尿管的时候因难以寻找到尿道外口而被发现。

但是，一些尿道开口在会阴部的男孩子常因阴茎短小，易被误认为是女孩子。

六、吃药能治疗尿道下裂吗

对于尿道下裂的孩子，口服药物治疗是无效的。尿道下裂是一种先天性的尿道畸形疾病，药物治疗无法改变畸形，手术治疗是尿道下裂的唯一治疗方法。

七、尿道下裂能预防吗

尿道下裂不能绝对预防，但是从某些方面来讲也是可以预防的。尿道下裂形成的原因有遗传因素，环境因素，药物影响，射线影响，母体内激素水平分泌不足等。遗传因素不好预防，但是可以从其他方面积极预防。建议母亲在怀孕期间不要接触污染的环境，不要随便乱用药物，不要接触射线（包括做CT、X线检查等）。

八、不必"谈裂色变"

爸爸妈妈一听到孩子是"尿道下裂"，就会心生诸多疑虑。孩子会是"双性人"吗？"双性人"又名"两性畸形"，与尿道下裂为完全不同的两种疾病。到专业的医院进行评估和治疗至关重要。有的爸爸妈妈会想孩子得了尿道下裂是不是以后就跟正常的孩子不一样啦？其实，经过专业的手术后孩子可以像正常的孩子一样站立排尿，外观也会基本恢复正常。

九、给迷路的尿道开口打开指路明灯

手术是尿道下裂治疗的唯一有效方法，万不可听信所谓的宣传可以通过保守治疗的方法。孩子手术治疗的最佳时机为6～18个月。在确定尿道下裂治疗方案前，全面系统地评估孩子治疗前的相关情况是实现尿道下裂治疗安全的重要体现。主诊医生首先需要询问孩子的病史，包括孩子的年龄、既往手术史等情况。医生需要评估阴茎各个部位的异常程度，包括尿道开口的位置、阴茎弯曲的程度、龟头的大小、腹侧皮肤缺损的程度和包皮的可用性的情况等，从而制定合适、安全的手术方案。

十、回家后爸妈这样做

1. 孩子导尿管这样管

（1）孩子手术后一般会放置一个导尿管，目的有两个，一个是对于新做的尿道起支撑作用，另一个就是让孩子的小便保持有效引流，让伤口不被尿液污染到。

（2）同时也会在伤口上覆盖一层含有泡沫的敷料，它吸水性特别好，能够帮助吸收伤口的渗血、渗液，保持伤口的干燥，促进伤口愈合。

（3）孩子一般会携带导尿管居家一段时间，在居家期间，一定要每半小时挤压引流管一次，同时给孩子多饮水，保持导尿管的引流通畅。

2. 孩子运动这样做

由于孩子有导管，就会导致很多爸爸妈妈不敢让孩子下床活动，其实这样是不利于孩子伤口愈合的。因为长期卧床，会导致孩子便秘，大便过于干结，容易导致伤口裂开；长期卧床也可能会导致孩子食欲不振，足够的营养摄入是促进伤口恢复的良好基础；长期卧床还可能会影响下肢静脉回流，导致血栓形成等比较严重的后果。爸爸妈妈一定要记得让孩子多运动，从床上的卧位到半坐，再到床旁的步行，逐步过渡到房间内的活动，后面可以在家里多走走，每天坚持多运动，可以促进孩子肠蠕动，保持大便通畅，还能增进孩子食欲，促进孩子身体恢复。

3. 孩子洗澡这样洗

孩子居家带管期间可以先不要淋浴和泡澡，进行简单的擦洗即可，伤口保持干燥，不要碰水，特别是导尿管周围一定要每天使用温水进行擦洗,保持导尿管周围皮肤清洁、干燥。

4. 食物这样吃

孩子一定要多喝水,多进食含纤维素多的食物,包括芹菜、空心菜、苹果、香蕉等新鲜的蔬菜、水果,这样可以促进孩子排便,避免大便时伤口裂开。

5. 疼痛这样防

孩子回家后如果有轻微的疼痛,我们可以通过给孩子看动画片、听故事等方式来缓解疼痛,如果疼痛不能缓解,可以口服布洛芬混悬液或对乙酰氨基酚混悬液来缓解疼痛。这两类药物有解热镇痛的作用,也属于居家必备的药物,爸爸妈妈们应该也不陌生,一般使用一种药物就可以达到比较理想的镇痛效果了,服药间隔要在6小时以上,不能太频繁地使用。

十一、做了手术就一劳永逸了吗

虽然我们一直在强调尿道下裂唯一的治疗方法就是手术,但是并不是说手术做好就一劳永逸了,因为术后孩子还有以下关卡要闯。一般而言,尿道下裂手术成功率相对来说还是比较高的,大多数患者都能够达到理想的效果。我们要帮助孩子保持导管通畅,促进伤口愈合,避免出现皮瓣坏死，进而出现尿道瘘等并发症，不过如果出现尿道瘘，后期做修补就可以了。在孩子拔除导尿管后，爸爸妈妈居家还要观察孩子排尿情况，有没有排尿费力、鼓肚子等表现，留意孩子尿线情况，如果出现逐渐严重的排尿困难或尿线变细，要及时到医院就诊。同时爸爸妈妈们还要观察孩子的体温以及尿液的颜色和气味，如果出现尿液颜色发白伴浓重的腥臭味，或者孩子出现发热，都应尽快查尿常规，根据尿常规结果遵医嘱用药。

十二、尿道下裂会影响生育吗

尿道下裂是否会影响生育，目前没有定论。大部分的尿道下裂患者，如果没有染色体的异常、没有性别发育异常，做完手术以后，还是可以正常结婚生育。因为尿道下裂经过积极的治疗，可以达到正常人的生活水平。手术就是要达到两个目的：一个是能够站立排尿，还有一个就是成年后能够过正常的夫妻生活，所以真正在早期发现、早期治疗，最后影响生育的患者比例非常小。孩子出生以后一定要关注其生殖器发育的情况，如果确实存在先天发育的异常，尤其是比较严重的阴茎型或者阴囊型的尿道下裂，及时早期进行手术修复是非常重要的。

第三章 泌尿系统常见疾病的护理

人体在经历复杂的胚胎分化的过程中，难免会开一点小差，可能是睾丸在回家的路上发呆了，也可能是找错家了，也可能是像这些迷路的尿道开口一样，暂时没有找对路，但我们的爸爸妈妈们可不能迷糊，我们要及早地发现这些迷路的尿道开口，寻找专家进行规范的评估，制定正确的手术方案，从而帮我们的尿道开口找到正确的道路，让我们的孩子重拾自信。

尿道下裂会遗传给下一代吗

一般地说，尿道下裂有可能会遗传给下一代，但不是绝对的，病因与内分泌紊乱、环境刺激等也有一定关系。尿道下裂有一定的遗传性，基因异常后，可能会遗传给下一代，但不是绝对的。妊娠期女性盲目用药，可能会导致新生儿尿道下裂，如果体内激素水平紊乱，长期处于有危害的环境，也可能会增加发病率。日常应戒烟戒酒，远离辐射环境，多休息，积极锻炼身体，提高自身体质，多吃水果和蔬菜，勤换衣物，不要剧烈运动，要保持良好心情。

第四章

神秘的手术室

手术室是外科诊治和抢救患者的重要场所，也是医院的重要技术部门。随着临床医学学科的迅猛发展，外科手术越来越细微、难度越来越大，对手术室的要求也越来越高，促使手术室学科向更专业、更现代化发展。手术室必须有较好的无菌条件，一般设在安静、清洁，与外科病房、监护室、血库等邻近的地方。为了保证手术室的无菌效果，减少手术部位感染的发生，手术室严格控制人员的进出，医务人员严格执行无菌操作技术。孩子和妈妈对手术室的环境是非常陌生的，儿童由于年龄小，身体及心理发育不成熟，对父母的依赖等，使得儿童面对陌生的环境、与父母分离、麻醉及手术时产生的焦虑情绪会更加强烈。因此，希望孩子和妈妈了解手术室的结构和环境，减少陌生环境带来的恐惧与焦虑，让孩子渡过一个舒适的围手术期。

"与世隔绝"的手术室，好像自带"军事重地，闲人免进"的光环。那么，我们就来说说手术室里那些您可能不知道的事儿。

第一节 手术室里那些绿衣人
——"熟悉的陌生人"

7岁女孩小花,长长的睫毛,大大的眼睛,一眨一眨地问着医生,"医生叔叔,我明天就要手术了?听妈妈说,我要去手术室完成治疗呢。手术室在哪儿?您会在手术室里面陪我吗?手术室里面都有谁?爸爸妈妈可以陪我吗?我……我其实有点怕怕的……"

小花软软糯糯的声音,立刻让忙碌的我停下脚步,耐心地解释起来。这是我们常常遇到的情况,孩子和爸爸妈妈们对陌生的人和环境充满了好奇,当然还有很多的焦虑。术前谈话结束后,孩子和爸爸妈妈会提出一连串的疑问,医生慢慢地解释说:"孩子不要怕,手术室是一个很特别的地方。我是你的主刀医生,肯定会陪你的,但是我会变魔术,你可能认不出我哦。手术室里有很多人,你要仔细辨认才可以哦。不要害怕哦。"

很多人觉得手术室有神秘感,那么我今天就来说说手术室里那些你可能不知道的事儿。

一、手术室里熟悉的"陌生人"

在患者和家属眼里,手术室是完全陌生的环境,有眼花缭乱的医疗设备、滴滴答答的仪器报警、恐怖的手术台面、"傻傻"分不清楚的不苟言笑的医生和护士……事实上,在这样一个封闭的环境里,有一群"绿衣天使"正在用自己的温暖改变着人们对冰冷手术室的刻板印象。现代的手术室不仅是一间简单的手术间,还包括一整套的供应系统。每台手术都由一个分工协作的团队完成,手术室是这个团队工作的场所。

(1)手术医生:在病房里面,穿着白大褂的医生,常常被大家喊成"白衣天使"。但是由于手术室的特殊要求,医生必须变成"绿衣人"才能允许进入手术室。除了医生之外,手术室里还有这样一群人,他(她)们也是一袭绿衣、一顶花帽,戴着口罩穿梭于各个手术间,他们有条不紊、精雕细琢,他(她)们就是手术室里的"幕后英雄"。

(2)工勤人员:有及时接送孩子的工人叔叔阿姨,她们关心爱护孩子,一路护送孩子来手术室以及将孩子送回爸爸妈妈身边。

(3)麻醉医生:"输血、麻醉、无菌术"并称现代外科学的三大基石。现代外科学发展至今，麻醉医生是当之无愧的"无影灯下的幕后英雄"。麻醉医生是真正的"失眠克星"，不管老少妇孺、高矮胖瘦，都能让你瞬间入梦，美梦相随，直到手术结束。

（4）手术室护士：对于孩子、爸爸妈妈而言，不曾见过她的容颜，也未曾知道她的姓名，但一定见过她带给患者信心并帮克服恐惧的双眼。她们是无影灯下的守护者——手术室护士。她们只有两个名字，分别叫"巡回护士"和"洗手护士"。她们每天忙碌于安抚孩子、核查孩子信息、准备手术器械以及精准地配合手术，默默守护着孩子的安全。她们温柔、细心，有爱。而这些，不是机械的手术操作，不是冰冷的手术器械，她们传递的是拯救生命的力量与温度。

（5）复苏室护士：手术结束后，孩子麻醉未完全消退，生理功能未完全恢复时，会在麻醉复苏室进行密切的观察，待完全恢复后再转运回病房，而复苏室是麻醉护士的主场。她们是术后密切监护孩子的"守护天使"。

手术室里就是这么一群"绿衣战士"。无影灯下，明晃晃的灯光辉映着一双双聚精会神的眼眸，走道里，穿梭着一道道迅捷忙碌的身影。

二、视觉补色原理

一袭绿衣，一顶花帽，一张蓝色外科口罩遮住了脸庞，这就是"绿衣战士"。提起医生护士，大部分人想到的应该都是"白衣天使"，但是无论是在电视中还是现实的生活中，为什么进手术室都是穿的绿色的手术服呢？

补色原理指的是为了减轻长时间看一种颜色产生的疲劳，视神经会诱发一种补色进行自我调节。手术衣的颜色大多是蓝色和绿色，是与人体的视觉补色原理有关系。外科医生手术中神经高度紧张，紧盯着人体红色的血液和器官，如果这个时候，猛地一抬头，看到的是白色的衣服或者墙壁，就会产生蓝绿色的东西，比如说在白色的衣服上，看到一条蓝色的肠管……这种现象，叫做后像（afterimage）的视错觉，即长时间看一种颜色，当转移视线看别的地方时，会看到与刚才那种颜色的互补色。

那互补色又是什么？180°直线连接的两种颜色叫做互补色。 德国生理学家黑林（Ewald Herring）于19世纪50年代提出颜色的互补处理（opponent process）理论。他认为人眼中有三对互补色处理机制，三对互补色是：蓝黄，红绿，黑白。每一对中的两种颜色不能同时出现，两种互补，只能有一种占上风。三对互补机制输出的信号大小比例不同，人眼色觉就不同。蓝色是橙色的互补色，绿色是红色的互补色。蓝色和绿色是人的内脏以及血液颜色的互补色。这些蓝绿色的后像会影响外科医生的视觉和判断，对病人来说十分危险。**当人们明白了互补色的原理以后，就再也不使用白色的手术衣了。**

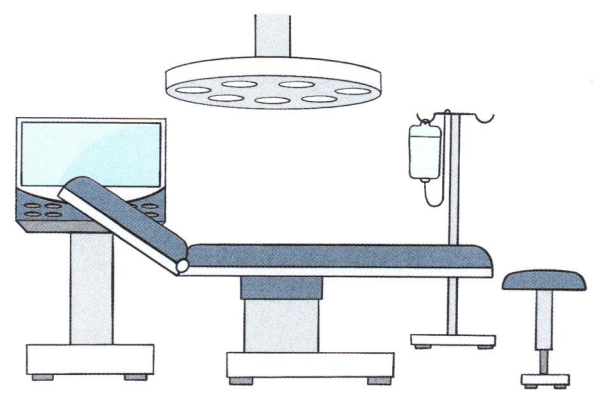

三、皆因科学

蓝绿色的制服上沾染的血迹也会变成黑褐色，极大缓解了紧张操作的医生看到血肉模糊场景的心理不适感。除此之外，绿色代表生机和希望。在手术室里，患者的生命危在旦夕，而绿色生机勃勃，一直是生命的象征，给人重生的勇气。

采用浅绿色的衣料做手术服，不仅可以消除这种因视觉补色产生的绿色错觉，而且可以减轻医生视神经的疲劳程度，从而保证手术能够顺利进行，还能放松心情。

所以，手术衣的颜色是绿色不是因为别的，而是因为——科学。

第二节 术前那点事
——术前准备

7岁的小花,准备要手术了……小花问:"护士姐姐,我不能吃饭吗?肚子饿了怎么办呢?"相比于小花的可爱,爸爸妈妈更多的是焦虑。在医生来病房进行术前访视的时候,小花妈妈拿出了笔记本,把提前准备好问题,一连串的问出来,"需要准备什么?能喝水吗?怎么穿衣服"……

爸爸妈妈不要急,术前准备事项多,我们一项一项说。

一、住院

这里提醒的是那些等待择期手术的爸爸妈妈们,如果孩子要进行手术的话,需要先办理入院。在医生开好住院单之后,请保持电话畅通哦,不要漏接医院的电话。按照入院须知,办理住院手续、分配床位,一线管床医生会和你们见面,根据病历详细询问孩子的情况。每天会有医生查房,有的科早晚查2次,入院之后会安排一系列的检查,不要急,我们一项一项的做,做好打勾哦。

二、术前要完善检查

这是对孩子的身体状况做基本检查,以判断孩子是否具备手术条件,能否顺利进行手术,让医生心里也有个数。具体项目有胸片、心电图、尿常规、粪常规、血常规、血生化、肿瘤标志物、凝血功能、血清八项、血型。

重点说一下血清八项,包括乙肝两对半、艾滋病、梅毒和丙肝。假如孩子携带了这些病毒,在准备手术室的时候,我们会有些区别处理,比如放在特殊的手术间,手术用物尽量使用一次性工具以及医务人员要做好防护。血液检查主要是评估孩子止凝血功能和贫血风险,只要结果没有异常,就可以顺利手术了。

这其中,还包括了定血型,为什么要定血型呢?根据手术需要,如果术中有出血的风险,就要做好术中输血的准备,我们叫做手术备血。手术前备血是一项特别重要的准备工作。备血不一定要用血,手术中医生会根据手术需求、医疗规范来进行输血。

根据手术需要,可能还需要进行CT、磁共振、同位素、B超等特殊检查,这些检查均要在手术前完成,来确保手术的顺利进行。

三、术前谈话

手术前一天,医生会和爸爸妈妈谈话,告知爸爸妈妈手术的必要性、操作过程、术后的预期效果、手术风险等事项。爸爸妈妈可以积极参与治疗方案的选择,这样有利于孩子的快速康复。医生详细解释完手术前、中、后的情况后,会让爸爸妈妈签署手术知情同意书,同时也需签署输血同意书,如果涉及手术中用到的特殊医疗耗材,也需要签署知情同意书。除了手术医生谈话,麻醉医生也会到病房进行术前访视,详细解释麻醉的注意事项,爸爸妈妈要做好小笔记,签署好麻醉知情同意书。这个过程是有法律保障的,任何外科手术之前都需要签署这份文件。如果没签字就做完手术了,即便手术是成功的,医生也要担责任。通常我们希望术前一天的中午到晚上,爸爸妈妈会在病房等待,积极参与治疗方案决策,并在术前签好各项知情同意书。

四、术前准备

明天就要手术了,孩子到底应该做哪些详细的准备呢?

1. 术前禁食禁水

每一位做手术的孩子,在手术前医生护士都会反复告知要禁食禁水,进入手术室后麻醉师也会再次确认禁食禁水时间,做个手术如此反复强调禁食禁水,知道到底为什么吗?

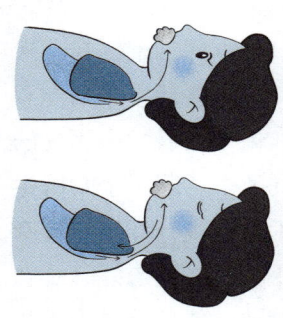

图 4-1

那是因为在正常情况下食管末端与胃的连接处有贲门括约肌,它可以起到防止胃内容物反流入食管的作用(图4-1)。即使它出现问题,胃内容物反流达到食管到达咽喉部,吞咽与咳嗽这两大反射也可以保护不至于把胃内容物反流进气管及肺内。手术前麻醉医生会为孩子实施麻醉,如果麻醉前不禁食禁水,胃内的食物和水反流至咽喉部时,孩子会出现呕吐;而胃内容物为高酸度,若误吸进入呼吸道,有可能导致严重的并发症,如吸入性肺炎、气道痉挛或气管堵塞而窒息引起生命危险,这就是手术麻醉前必须禁食禁水的原因。

有的手术前一夜吃完晚饭,就开始禁食禁水,那样也是不对的。在术前禁食禁水时间过长容易发生低血糖和由于饥饿过度状态不佳、情绪烦躁等,所以严格遵循禁食禁水时间，可以在麻醉以后减少恶心、呕吐的发生率，从而减少误吸、窒息的可能，这样才能安全高效地进行手术。

术前禁食禁水的时间一般是6～8小时。为了孩子术后的舒适性和快速康复，根据食物和水的不同种类，我们做了详细的说明。① 淀粉和（或）脂肪类固体食物（比如面条、谷物、米饭、肉类、油炸食品）：这类饮食，难以消化，需要禁食8小时，就是手术前8小时，千万不能吃这些食物。② 牛奶或配方奶粉：牛奶和配方奶的主要成分为牛或其他动物的乳汁，其中酪蛋白和饱和脂肪酸含量较高，容易在胃内形成较大的乳块，排空时间长于母乳，需要禁食6小时。③ 母乳：如果孩子是纯母乳喂养的话，妈妈要注意啦，手术前4小时，就不能再喂母乳了哦。一般地说，还在吃母乳的孩子，年龄都比较小，可能不到4小时，孩子就会饿了。这么小的孩子，还不能说话，只能用哭的方式来表达。这个时候，爸爸妈妈不要紧张，我们可以选择拥抱、玩具、安抚奶嘴或者清饮料来缓解一下。④ 清饮料：为了维持孩子的血糖水平以及缓解饥饿的不适感，我们会推荐孩子术前2～3小时喝一些清饮料。这里面包含清水、糖水、无渣果汁、碳酸饮料、清茶、黑咖啡（不加奶），总量也有限制，具体量根据医院宣教单哦。爸爸妈妈，切记切记，一定要遵守时间哦，推荐定好闹铃。

2. 术前皮肤准备

手术部位感染（surgery site infection，SSI），是术后最常见的院内感染，可能导致严重的并发症和死亡，转入ICU，延长住院时间和再次住院。这可是个严重的问题，我们要严阵以待。所以，手术前，爸爸妈妈要配合我们做好手术皮肤准备，预防感染。① 手术前一天孩子需要沐浴（石膏固定者除外，可以擦洗石膏周围的皮肤）、更换干净衣物，手术当天更换手术服。② 检查孩子术区皮肤情况，有无皮疹、破损、湿疹等情况，剪指（趾）甲，避免孩子划伤自己的皮肤。备皮范围原则上超出切口20厘米以上。③ 如手术涉及会阴部，对处于青春期的孩子给予会阴部备皮，脑部手术就剃头发。

3. 术前用物准备

根据孩子疾病种类，我们告知爸爸妈妈需准备的手术用品，手术用物包括手术衣、替换衣物、宝宝尿布、病例、血型单、检查报告、腹带等手术用物，爸爸妈妈和我们一起检查和准备，为手术顺利进行保驾护航。

4. 术前的心理准备

以上听了那么多的术前准备，爸爸妈妈的焦虑有没有缓解？其实焦虑可以说是手术前孩子和妈妈最为常见的情绪问题，发生率高达20%～80%。术前患者焦虑情绪的发生与爸爸妈妈对手术及麻醉的各种担心密切相关，而孩子的焦虑更多的是与爸爸妈妈分开的恐惧。

针对这些困扰，我们术前会做好充足的宣教工作，介绍手术前需做的各项准备。爸爸妈妈可以尝试以下方法来缓解焦虑，听听音乐、与家人聊聊天、催眠疗法、向医护人员多多了解围手术期护理的小技巧等。

为了让孩子安静合作地度过与父母的分离期和麻醉诱导期，我们常常会制定一些方案，比如根据病情评估，实施父母陪伴下的麻醉诱导（由父母陪伴到手术间，直到孩子麻醉诱导结束后，父母离开手术室）、周密的术前准备方案、麻醉诱导间童趣化、音乐疗法与药物干预（抗焦虑药物的应用）等等，这些方案都发挥了一定的作用。

术前禁食禁水准备

1. 脂肪肉类固体食物：≥8小时；
2. 淀粉类固体食物：≥6小时；
3. 牛奶或配方奶：≥6小时；
4. 母乳：（新生儿和婴幼儿）≥禁4小时；
5. 清饮料：≥2小时。

第三节 手术室为什么这么"冷"

花花和爸爸妈妈听到在手术室能够见到熟悉的医生和护士,觉得没有那么可怕了。可是妈妈的眉头并没有完全舒展,她又问:"护士姐姐,听说手术室很冷,是真的吗?有多冷?我要给花花穿很多衣服吗?会不会感冒呢?"

护士姐姐说:"手术室的温度确实有点冷,但是没有你们想象的那么冷。手术室有中央空调,温度会维持在22~24℃。但是为了维持孩子的正常体温,我们有很多保暖措施,请你们放心哦。"

手术室给人的印象一般都是冰冷的。去过手术室的人可能都知道,手术室里面的温度有点冷!很多人都会这么问,手术室的温度这么低,对我们真的有用吗?就不能高一点吗?手术室的低温对于做手术会有什么好处吗?

一、正常体温调节

体温由下丘脑体温调节中枢控制。体温调节中枢平衡产热（主要由肌肉和肝脏代谢活动产生）与散热（通过皮肤和肺）。人体核心区（主要在躯干和头部）约占体重的一半，并主导中枢体温调节反应。核心体温受到严格调控，正常情况下波动范围不超过零点几摄氏度。正常核心体温为35.5～37℃。我们会尽可能选择血液灌注量高的部位监测核心体温，相对于身体其他部位，这些部位的温度较高且均匀，例如鼻咽（将体温探头插入鼻腔10～20厘米）、食管远端、鼓膜（热电偶）、舌下腺窝或肺动脉。外周组织（主要是四肢）起热缓冲作用，温度起伏较大。外周组织的温度通常比核心温度低2～4℃。

针对寒冷的防御主要是寒战和动静脉分流血管的收缩，人体的手指和脚趾有特化的温度调节结构，可通过四肢血流来减少热量的流失。人对热的防御表现主要为前毛细血管主动扩张和排汗。

皮肤温度受外界环境影响比较大，通常不稳定，我们常常称为体感温度。体感温度（apparent temperature）是指人体所感受到的冷暖程度，转换成同等之温度，会受到气温、风速与相对湿度的综合影响。我们儿童手术室的温度一般保持在22～24℃，由于手术需要，孩子们可能穿很少的衣服或者暴露手术部位，体感温度会比较冷，但是体温并不会减低哦。

二、手术室为什么要冷?

手术室的温度为什么一定要在22～24℃呢?这样做有什么作用呢?

(1)较低的温度能抑制病原体繁殖。手术室虽然洁净,但有人员出入,无时无刻都有细菌存在,在低温条件下可以抑制病原体繁殖,更好地保护手术患者的健康。

(2)较低的温度可以使手术医生头脑清醒。假如是在25～27℃这种相对舒适的温度下,工作时间长了,会使人昏昏欲睡。适宜温度下做手术,会使人非常清爽,不燥热,不浮躁,更好地沉下心来完成手术。

(3)较低的温度可避免手术医生出汗。在手术室,医生里面穿刷手服,外面还穿着无菌手术衣,在全神贯注地工作状态下,即便是比较低的温度,如果是易出汗体质就会出汗,这时手术台下的巡回护士就要帮忙擦拭额头的汗水,防止汗水滴落。

所以,较低的手术室温度,对患者术后恢复更有利。手术室内恒温、恒湿、恒压,清新、洁净、舒适、无菌,使患者在手术时彻底杜绝医源性感染,保证患者术后能更快更好地恢复。

三、为什么会有低体温

围手术期非计划性低体温（inadvertent/unplanned perioperative hypothermia，IPH）指在围手术期内任何时间发生的非计划性的对机体有害的体温下降，核心温度低于36℃，但不包括治疗性或计划性的低体温。由于麻醉妨碍体温调节、手术室环境温度较低以及某些手术中体腔开放，几乎所有未加温保暖的手术患者都会出现术中低体温。

（1）术中暴露：由于做手术的要求（手术部位的暴露），麻醉的要求（接心电监护等），患者需要将衣物脱掉，加上手术室温度较外面低，有时候恨不得能在手术室穿上厚厚的毛衣……

（2）麻醉药物的影响：在全身麻醉诱导的最初一小时，由于体温从核心向外周组织的再分配，导致核心温度迅速下降。（图4-2）

（3）低温环境的影

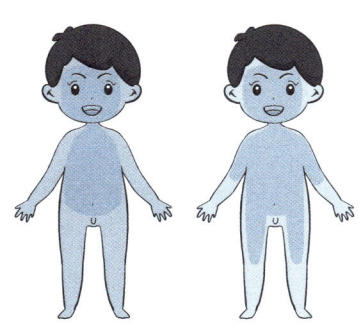

图4-2　核心体温分布（左：正常核心体温；右：麻醉下核心体温分布）

响:为了预防外科手术切口感染,手术室的温度通常较低,在22～24℃,也是造成术中低体温的原因之一。

(4)孩子自身原因:孩子年龄较小、没有能力通过寒战来增加产热,孩子脂肪较少等多种因素,也会导致低体温的发生。

四、低体温的危害

大多数细胞需在一定温度下才能正常行使功能,低体温也会引起全身反应。即使是轻度低体温(例如核心温度降低≥1～2℃)也可能产生不良后果。

(1)低体温导致凝血功能障碍。主要是通过减少血栓素A3的释放导致血小板聚集的可逆性损伤,妨碍了初始血小板栓的形成。

(2)低体温会损害宿主对手术伤口污染的防御能力。低体温导致血管收缩,伤口组织灌注减少,阻碍了关键免疫细胞到达;关键免疫细胞(例如巨噬细胞)的运动能力下降;瘢痕形成减少,而瘢痕对防止伤口开裂和再污染十分必要。

(3)低体温也会延长麻醉期间药物的作用时间。低体温患者药物消除延迟,从而延长了神经肌肉阻滞作用,使得复苏延迟。

（4）术后还会出现寒战、心肌缺血等不良反应。

五、我们会做好保暖工作

目前有多种围术期的保暖措施，包括预加温（麻醉诱导前），被动保温，或借助设备对皮肤表面、液体、吸入气体进行主动加温，或通过血管内设备直接为循环血液补充热量。

（1）麻醉诱导前预加温：预加温可减轻再分布性低体温，吸收的热量会提高外周组织温度，减小正常的核心-外周组织温度梯度，从而维持正常的体温。

（2）被动保温：使用包被对非手术部位进行覆盖能提高保温效果，并且体感温度会上升，舒适性好。

（3）主动加温：大多数手术患者可通过皮肤表面主动加温，我们使用充气温毯或者循环水毯进行加热，既可以防止低体温，又能提高孩子舒适度；术中，所有的静脉输注的液体都会进行加温以及腹腔灌洗液加温，避免体温的降低。

术中保暖要诀

1. 调节手术间室温为22～24℃，如果孩子还是新生儿，可能室温会调得更高一些。

2. 被动保温：使用被子或者衣服覆盖非手术部位，尽量减少暴露面积。

3. 主动保温：我们会使用气温毯、水温毯、液体/血液加温等措施，保持术中孩子的体温稳定。

第四节　奇妙的手术之旅

7岁的小花，今天就要手术了，她很好奇，今天会经历什么奇妙的事情，当然也有些紧张呢。

让我们陪伴小花一起，去探索这一趟手术之旅吧。

一、术前

1. 医生要用记号笔在小花身上"画画"

小花的手术部位在右侧，是必须要做手术标识的。查房的时候，手术医生和小花爸爸妈妈一起确认无误之后，在小花要手术的部位用记号笔画了一个"yes"的标记，这是为了避免开刀的时候搞错手术部位。对于这个手术标识，进入手术室之后，还会反复确认的。① 手术标识是什么？为了保证手术孩子手术部位及手术方式的正确，确保手术安全，由手术医生和孩子及爸爸妈妈核对后，医生用黑色或蓝色油性记号笔在手术部位做的标识。手术标识便于手术室护士、麻醉医生、手术医生进行患者身份、手术部位的核查。② 什么手术需要做手术标识？涉及左右侧的器官（如左右侧的眼、鼻腔、胸壁、肺、肾、附件等）、多部位、多重结构（如四肢、足趾、关节等）和多节段部位（如脊柱等）的手术，在患者身体的相应位置分别进行标识。③ 手术标识怎么画？医生会在手术部位标以手术切开线"+→YES"标识。手术部位有纱布、石膏、牵引架等时，统一标记在包扎物上方2～3横指处，以"+→YES"标识。手术标识是实施手术的重要标记方式，所以医生在画完标识后，禁止将其涂掉、洗掉。若手术标识被涂抹，请联系医生重新标记。

2. 进手术室之前为什么要换手术服呢

早上起来的时候，妈妈给小花换上了护士姐姐发放的手术服，花花绿绿的，小花有点喜欢。这是一件系绳子的开衫。这里有个小技巧，手术服要**贴身反穿**，开衫面在背，方便穿脱和护理，方便遮盖，保护隐私哦！**手术当日还要轻装上阵哦**。① 手术当日请不要穿内衣、内裤或袜子，手术服贴身穿更方便手术；② 请常规洗漱，手术前去趟厕所，排空大小便哦；③ 如果孩子是长头发，请把头发弄成两个麻花辫。方便手术中体位放置及护理；④ 这些东西不能带入手术室哦：耳环、发夹、项链、手镯、戒指、手表、手机等美丽或贵重的物品，请爸爸妈妈牢牢记住。

3. 孩子的手术路线，爸爸妈妈需牢记

一切准备就绪，小花乖乖地躺在病房的床上，等待手术室的工人叔叔来接。不一会儿，工人叔叔就推着转运床来到了小花的床旁，原来是要轮到小花手术了。

病房的护士姐姐与爸爸妈妈共同确认了孩子的身份，其中包括手术通知单、病历、手腕带，确认带齐了手术中要用的物品和药品之后，病房的护士姐姐和妈妈一起陪小花来到了手术室，还好小花带了她最喜欢的小熊娃娃。病房的护士姐姐和手术室的护士姐姐在手术室门口核对了小花的身份信息，手术的部位，交接了带上来的物品和药品，确认无误之后小花就被护士姐姐带到了手术室。就这样，小花终于进入了"神秘的手术室"。

小花的手术之旅开始了……手术结束后，医生会根据手术情况，告知爸爸妈妈孩子会回到哪里，可能是病房或者监护室。

二、术中

1. 手术室人员配置

手术医护人员的标准配置：主刀医生1名、助手1～2名、麻醉医生2名、器械护士1名、巡回护士1名。如果是更复杂的手术，助手和护士会多一些。

对，这就是前面介绍的那群"绿衣人"，叫"绿衣战士"更帅气一点哦。

2. 手术床

手术室里有很多大大小小的机器，上面有红色或绿色的字，还有图，还有"嘀嘀嘀"的声响，小花既有些好奇，又有些紧张。护士姐姐让小花躺在一张比较窄的床上，这就是手术床了。为什么手术床不能宽一点呢？因为如果太宽，医生操作时要探着身子，会很不方便。小花躺好之后，护士姐姐还和她聊天，问她小熊娃娃的名字，慢慢地小花就不那么紧张了。这个时候，手术医生、麻醉医生和巡回护士3个人一起第一次核对小花的身份信息、手术信息和手术准备情况，确认没有问题才能进行麻醉。

3. 手术麻醉

孩子多数的手术采取的都是全麻。麻醉医生给小花连接好心电图、血压袖带、经皮血氧监护之后，两位麻醉医生互相配合，其中一位会通过昨天病房护士姐姐打的留置针使用静脉麻醉药，另一位同时罩了一个氧气罩到小花的口鼻部让小花数10下。小花不知道为什么要数数，但她还是努力去数了，大概才数到了5，她就毫无知觉了，对后面的气管插管、手术这些事情一点记忆都没有。在绝大多数患者的记忆中，就是数到5或6，再然后就是有人喊名字，而这中间"消失掉"的时间段里，医护人员已经完成一台手术了。

4. 手术正式开始

巡回护士给小花摆好了手术体位，助手医生完成术野消毒、铺无菌单，器械护士连接手术中要用到的电刀、吸引器等这些器械和工具。正式开始手术之前，有一个"手术暂停"的动作，手术医生、麻醉医生和巡回护士3个人会一起第二次核对小花的身份信息、手术信息和手术准备情况，没有问题才能进行手术。爸爸妈妈可以在术中等候区，持续关注手术进程。

三、术后

手术顺利结束之后，麻醉医生逐渐停掉了麻醉药物，小花也慢慢地醒了过来。确认小花已经清醒并能自己呼吸之后，麻醉医生拔掉了气管插管、撤掉了监测设备。护士姐姐把小花从手术床上挪到手术推床上，准备离开手术房间之前，手术医生、麻醉医生和巡回护士3个人第三次核对小花的身份信息、手术信息和手术情况。手术结束后，麻醉医生拔管撤监护后不是立即撤退，而是和工人一起把患者安全送到复苏室、ICU或者病房并接好监护，确保安全后才会离开患者身边。

如果手术比较复杂，术后的孩子会被推进监护室（ICU）观察几天。因为ICU的设备是24小时监护的，一旦有问题，马上会有人处理。

在复苏室里面，麻醉医生和复苏室护士姐姐会时刻监护孩子，等待孩子完全苏醒。小花的手术比较简单，过程也很顺利，所以她可以直接回到普通病房。有些孩子手术比较复杂，或者病情比较重，手术之后就会被送到ICU观察几天，等病情平稳了再回到原先的病房。麻醉护士姐姐会护送小花回到病房，回到自己的床位上，小花又见到了妈妈。

如果爸爸妈妈确实没空陪伴孩子手术怎么办

如果在孩子住院手术期间，爸爸妈妈确实没空陪伴，可以签署委托书来委托别人全权负责孩子在住院诊疗期间的一切事物。除了签署委托书，爸爸妈妈要准备好各种所需文件的复印件，比如父母的身份证，被委托人的身份证，还有孩子的出生证明或者户口本。

第五节 "躺平"？
——术后要点

让我们回到手术刚结束的时候。

麻醉医生逐渐停掉了麻醉药物，小花也慢慢醒了过来。确认小花已经清醒并能自己呼吸之后，麻醉医生去除了气管插管和监测设备。小花被送到了麻醉恢复室，躺了将近1个小时。在这1个小时里面，小花的记忆是有点模糊的，她只记得护士姐姐在问她叫什么名字，问她痛不痛，有没有不舒服的地方……等她完全清醒之后，护士姐姐告诉她，手术已经结束了，姐姐要送她回病房见妈妈了。

那么，在这1个小时里面，小花经历了些什么呢？单纯地在恢复室睡了一觉吗？让我们来了解一下麻醉恢复室吧。

一、什么是麻醉恢复室（PACU）

PACU 是由麻醉医生管理的，对于像小花这样麻醉后的小朋友进行集中的严密监测和继续治疗，直到小花的生命体征恢复稳定的地方。麻醉恢复室会配有1名麻醉科医生及数名麻醉科护士。她们会给小花保驾护航，保证小花安全清醒地回到妈妈身边。恢复室医疗设备的配置与ICU基本相同，包括床旁监护仪、呼吸机、麻醉机、血气分析仪、除颤仪、输液泵和加温毯等等。这些仪器都是用来监测小花的生命体征，保证小花的安全的。护士姐姐会给小花连接监护设备及给氧装置，每15分钟就会记录一下具体内容，包括小花的呼吸功能，比如呼吸的频率、氧饱和度，气道是否通畅；还有小花的心血管功能，比如心率、血压、心电图等等。除此之外，医生和护士也会时刻关心小花精神状态好不好，体温是否正常，会不会疼得太厉害，会不会恶心呕吐，如果有，护士姐姐们都会及时处理，必要的时候会使用止痛、止吐药物等等。

终于，小花又回到病房了，她被轻轻抱到了床上，和她一起躺着的还有小熊娃娃。护士姐姐在叮嘱妈妈手术之后要注意的事情，妈妈也问了一些自己不明白的问题。

二、术后观察

在病房里，每15分钟，护士姐姐会来测量小花的体温、心率、呼吸和血压，每2个小时还会给小花翻一次身，避免她把皮肤给压出问题。

手术后由于手术创伤的反应，小花的体温可能略升高0.1～1℃，一般不超38℃，称为手术热或者吸收热，通常在术后1～2日恢复正常。如果术后24小时内体温过高、术后3～6日发热或者体温正常后再度发热，就需要提高警惕，医生护士们就会监测小花的体温及伴随症状，检查切口部位有无红、肿、热、痛或波动感，给小花应用退热药物或（和）物理降温来控制体温，根据需要进行胸部X线、超声、CT、切口分泌物涂片和培养、血培养、尿液检查等检查，寻找病因并针对性治疗。

三、术后体位

小花是在全麻下进行的手术，虽然人已经清醒，但遗留麻醉药物不能马上完全代谢，可能会出现胃肠道反应，平躺有助于咳出胃内容物，防止出现窒息。

（1）麻醉未完全清醒的时候，需要平躺在床上，把头偏向一边，这个体位通常需要持续到手术后6～8小时。

（2）头颅手术后，如无昏迷，可取15°～30°头高脚低斜坡位。

（3）颈胸手术后多采取高坡卧位。

（4）腹部手术后多取低半坐位。

（5）脊柱或臀部手术后，可采取俯卧或仰卧位。

为何孩子经历全身麻醉后 6小时内不能够起床的主要原因

1. 麻醉药物需要6～8小时才能在体内完全代谢。患者较大的体位变化可能导致恶心、呕吐、头痛、头晕等，不利于病情恢复。

2. 全麻后6小时内患者并没有完全恢复机体力量，如果起身活动，有可能造成外伤而加重病情。

3. 全身麻醉后24小时内患者需要密切监测血压、脉搏、心率、氧饱和度等基础指标的变化情况，如果患者起身活动，一旦上述指标发生异常，往往不能够及时发现，有可能耽误病情，从而引起严重的并发症，甚至危及患者生命。

四、术后疼痛

术后第1天,往往是孩子最痛苦的一天,因为这天的伤口是最疼的,一般地说,医生会给孩子一些止疼的药物来缓解。麻醉作用消失之后会有些疼痛,还好麻醉医生给配备了镇痛泵,不会痛得太厉害。护士姐姐说自己会观察小花疼痛的时间、部位、性质和规律,鼓励小花表达疼痛的感受,简单解释切口疼痛的原因。爸爸妈妈还可以让孩子看漫画书、听喜欢的音乐、看喜欢的动画片来分散一下注意力,以缓解疼痛不适的感觉,增加孩子舒适度,促进伤口愈合,缩短住院时间。

五、术后饮食

现在小花还不能吃东西,护士姐姐也是说要等她呛咳反射和吞咽反射完全恢复之后才能吃东西,太早进食容易把食物呛进气道,造成窒息或者肺炎。在这段时间内会从静脉里给小花输注液体补充水分和能量。刚开始恢复饮食的时候注意食物要易消化,避免进食坚硬、辛辣、油腻的食物。

如果是腹部手术,不论是胃肠手术,还是肝胆手术，护士在术后都会密切关注患者有没有排气（放屁）。因为开腹后几天，胃肠道是不会像术前那样正常蠕动的，需要一个恢复过程，而排气正是恢复的表现。在排气之前孩子是不能吃东西的，如果是胃肠道手术，连水也不能喝。先进行胃肠减压，同时应禁食，停止胃肠减压后才能进流食，然后慢慢恢复到正常饮食。

六、术后运动

护士姐姐还叮嘱说等小花清醒之后、不那么痛了就可以尽早起来活动，但也要根据小花的身体状况，循序渐进地开展功能活动，不能一下子动得太厉害，避免伤口裂开。如果发现伤口有出血、敷料有浸湿或污染、伤口周围有红肿要及时呼唤医护人员，对伤口进行换药。

七、掌握拆线的最佳时间

如果术后患者没有异常，就进入恢复期，根据恢复进度，医生会逐渐拔出胃管、尿管、引流管（如果有）、静脉置管（就是输液的通道），再之后，就可以康复出院啦。

术后伤口的拆线时间，要根据手术部位而决定。一般手术，术后5～7天拆线；下腹部、会阴部手术的拆线时间适当延长；上腹、胸、背及臀部术后7～9天拆线；四肢术后10～12天拆线，关节及其附近的手术，术后14天拆线较为适宜；全层皮肤移植术，术后12～14天拆线；体弱，贫血或有并发症者，应适当延长拆线时间。

加速康复外科（ERAS）

ERAS以循证医学证据为基础，通过外科、麻醉、护理、营养等多科室协作，对涉及围手术期处理的临床路径予以优化，通过缓解患者围手术期各种应激反应，达到减少术后并发症、缩短住院时间及促进康复的目的。这一优化的临床路径贯穿于住院前、手术前、手术中、手术后、出院后的完整诊疗过程，其核心是强调以患者为中心的诊疗理念。研究结果显示，ERAS相关路径的实施有助于提高外科患者围手术期的安全性及满意度，缩短术后住院时间，有助于降低术后并发症的发生率。

附 录

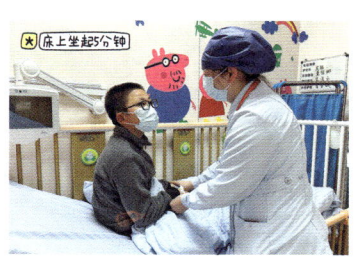

图1-2 床上坐起

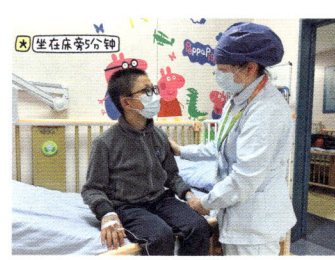

图1-3 坐在床边

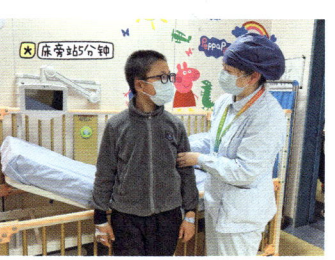

图1-4 床旁站立

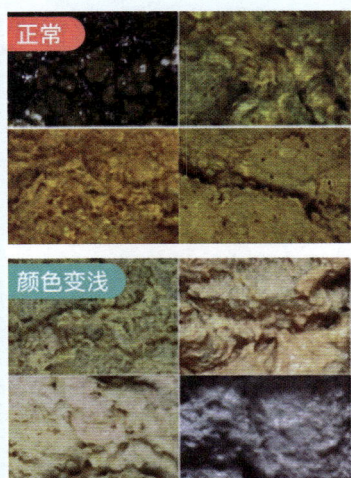

注意：大便颜色变浅即不正常，而不要以为只有"白色"才不正常。

图1-5　大便比色卡

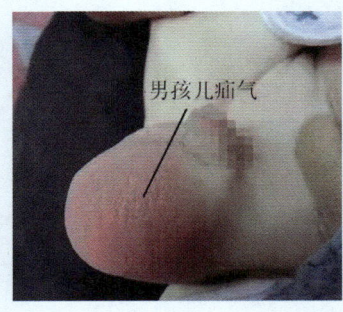

图1-6　男孩疝气

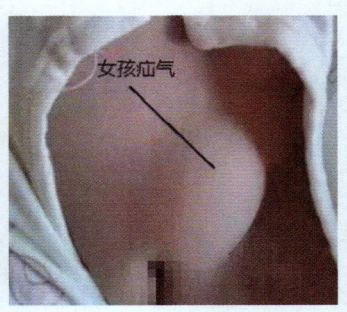

图1-7　女孩疝气